Lo Esencial en Cuidados Paliativos:
UN RECURSO PRÁCTICO EN ENFERMERÍA

CUADERNO DE TRABAJO

Katherine Murray
RN, BSN, MA, CHPCN(C)

Life and Death Matters
Victoria, BC

Life & Death Matters

www.lifeanddeathmatters.ca

Publicado por Life and Death Matters, Victoria, BC, Canadá
www.lifeanddeathmatters.ca/spanish

Edición en inglés: Ann-Marie Gilbert
Edición, traducción y adaptación: Andrés R. Helguera e Irma Aguilar Delfín
Asesoría académica: Celina Castañeda y Enrique A. Aguilar Mena
Ilustraciones: Joanne Thomson
Diseño original: Greg Glover
Adaptación de diseño: Patricia A. Álvarez Jiménez

ISBN 978-1-926923-15-4

Impreso en U.S.A.

Descargo de responsabilidad

Este libro está destinado solo como un recurso y material de educación general sobre el tema. Se han realizado todos los esfuerzos para garantizar la exactitud de la información que contiene; sin embargo, no existe garantía de que la información se mantendrá actualizada más allá de la fecha de publicación. La información y las técnicas proporcionadas en esta obra deben utilizarse en consulta con profesionales de la salud calificados y no deben considerarse como reemplazo, sustituto o alternativa para su orientación, evaluación o tratamiento. La autora y los editores no aceptan ninguna responsabilidad u obligación respecto a algún perjuicio o daño a ninguna persona o entidad o por cualquier otro problema causado o presuntamente causado directa o indirectamente por la información contenida en este libro.

Contenido

Prefacio v

Comprender el proceso de morir 1

La integración de un enfoque paliativo 5

Preparación para el cuidado 11

Uso de herramientas estandarizadas 17

Mejorando el confort físico Parte 1: Fundamentos del control de síntomas. . 21

Mejorando el confort físico Parte 2: Síntomas comunes 28

      Anorexia y caquexia 28

      Cambios en la función intestinal 31

      Delirium 34

      Disnea 38

      Fatiga 45

      Sequedad bucal 47

      Náuseas y vómito 49

      Dolor 52

Mejorando el confort físico Parte 3: Urgencias en cuidados paliativos 59

Brindar atención psicosocial 63

Los cuidados en los últimos días y horas 79

Cuidando de ustedes 85

Anexo Respuestas al crucigrama de atención física y medidas de confort . . . 91

Prefacio

La integración de un enfoque paliativo de la atención, al inicio del proceso de la enfermedad, para las personas con cualquier padecimiento que limita su vida, así como en todos los contextos de atención, puede ayudar a garantizar los mejores cuidados tanto para la persona como para la familia desde el diagnóstico (o el inicio de la enfermedad) hasta y tras la muerte.

Cuidar de la persona en vías de morir y su familia ya no se considera solo responsabilidad del equipo de cuidados paliativos especializados, sino de cada profesional de salud y de enfermería.

El propósito de este cuaderno de trabajo es ayudar al lector a participar en la educación sobre cuidados paliativos que se proporcionan en el libro de texto *Lo esencial en cuidados paliativos: un recurso práctico en enfermería*.

Las preguntas están diseñadas para ayudar a desarrollar competencias: actitudes, conocimientos y habilidades.

Como cada país tiene sus propias políticas, definiciones y programas, se les invita a considerar el contenido del libro de texto y a reflexionar sobre las políticas y directrices locales, regionales y nacionales.

Para mí ha sido un placer trabajar con profesionales de la salud en México en el desarrollo de este material para profesionales de la salud en Latinoamérica. Los invito a visitar nuestro sitio web, *www.lifeanddeathmatters.ca/spanish* y a enviar sus comentarios, preguntas y críticas a los materiales, o a compartir sus experiencias conmigo y con nuestros colegas en Latinoamérica.

Espero que se sientan más cómodos, aumenten sus competencias y brinden un excelente cuidado a la persona en proceso de morir y sus familias. Que esta obra enriquezca y bendiga su vida.

Con afecto,
Kath

"Integrar un enfoque paliativo es incorporar los principios, prácticas y filosofía de los cuidados paliativos a la atención de personas con enfermedades limitantes de la vida, al inicio de la trayectoria de la enfermedad, en todos los contextos de cuidados".

— Kath Murray

Comprender el proceso de morir

Sentar las bases

1. Reflexionen sobre los cuatro diferentes patrones (trayectorias) de declive y colóquenlos de mayor a menor (de acuerdo con su propia preferencia de morir) en la ilustración del "rotafolio" a continuación. En el lado derecho del rotafolio escriban dos razones de por qué los colocaron en ese orden.

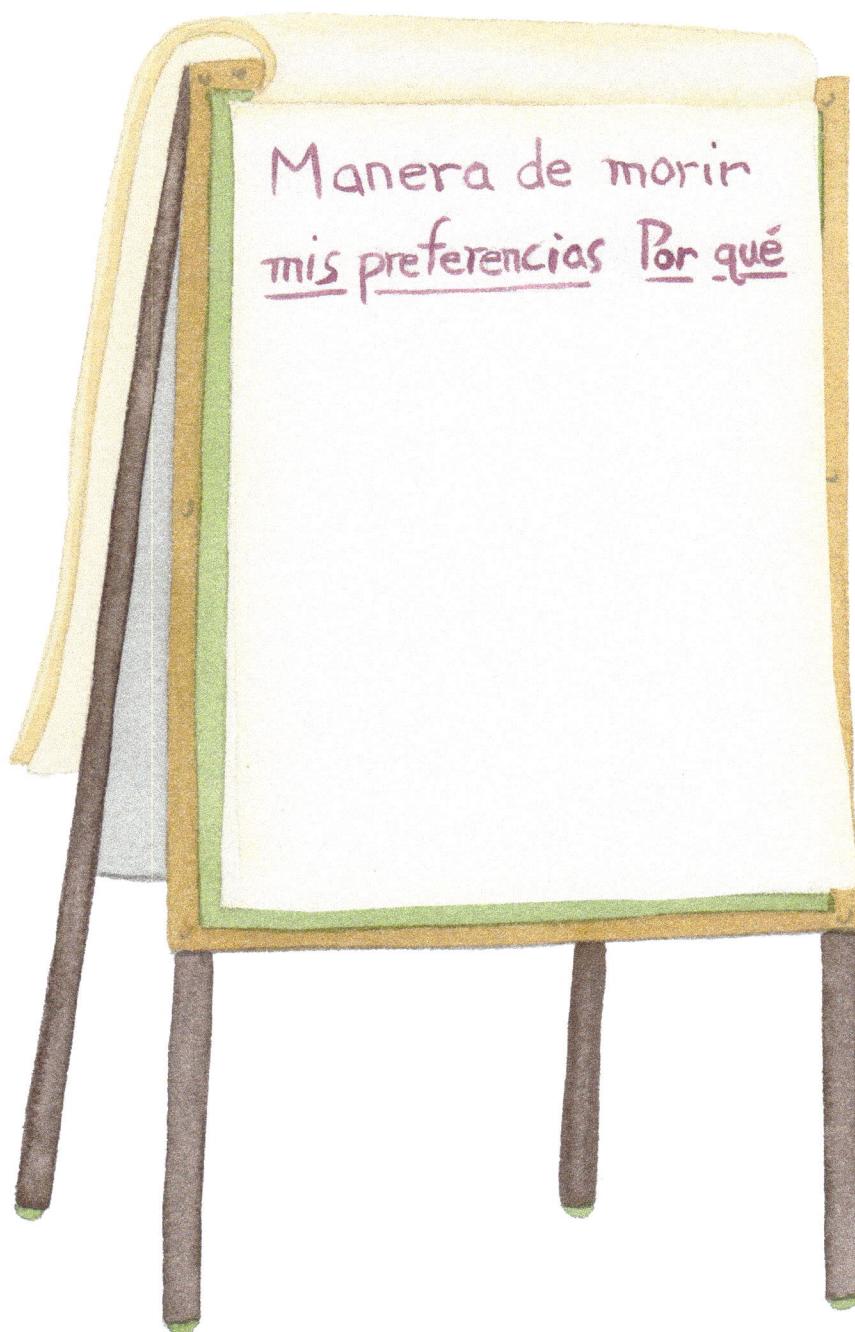

Manera de morir
mis preferencias Por qué

2. Reflexionen sobre las trayectorias de declive.

   a. ¿Qué trayectoria elegirían para un ser querido?_____

   b. ¿Es diferente la trayectoria que eligieron para su ser querido a la que escogieron para ustedes? Expliquen su respuesta.

   _____

   _____

   _____

   c. ¿Es más difícil o más fácil imaginar y elegir un camino para otra persona? ¿Por qué? ¿Elegirían intervenciones más o menos agresivas para un ser querido?

   _____

   _____

   _____

3. El término 'enfermedad limitante de la vida' se utiliza para referirse a personas con cualquier enfermedad, aguda o crónica, que puede acortar o afectar la vida de un individuo. ¿Qué piensan acerca de este término? ¿Cuáles son los beneficios de utilizarlo en vez de 'enfermedad terminal'? ¿Cuáles piensan que serían los aspectos negativos de utilizarlo?

   _____

   _____

   _____

   _____

   _____

   _____

   _____

   _____

Consolidar conceptos

4. Utilizando las historias de la sección "Trayectorias comunes de morir" en el Capítulo 1 del libro de texto (páginas 4-8), completen la tabla a continuación.

Patrón de declive	Efectos en la persona	Efectos en la familia	Maneras en que ustedes, como profesionales de enfermería, pueden ayudar a la persona y su familia
Muerte súbita	1. 2.	1. 2.	1. 2.
Declive constante	1. 2.	1. 2.	1. 2.
Declive con pausas	1. 2.	1. 2.	1. 2.
Declive lento	1. 2.	1. 2.	1. 2.

5. Como proveedores de salud, han escuchado los términos 'atención centrada en la persona' y 'atención integral'. ¿Cómo describirían o definirían estos términos? ¿Creen que los cuidados paliativos, la atención centrada en la persona y los cuidados holísticos son lo mismo? ¿Hay alguna diferencia?; y si la hay, ¿cuál o cuáles serían?

_____

_____

_____

_____

_____

_____

Poner en práctica

6. Discutan sobre los desafíos únicos asociados con cada patrón de declive, y cómo su conocimiento sobre ellos podría ayudarlos como profesionales de enfermería a brindar una mejor atención a la persona en vías de morir y a su familia.

_____

_____

_____

_____

_____

_____

_____

_____

_____

_____

_____

_____

_____

La integración de un enfoque paliativo

Sentar las bases

1. Un mensaje clave del libro de texto es que los principios de cuidados paliativos pueden integrarse en la atención en una etapa temprana del proceso de morir. Reflexionen y escriban sobre esta idea. Consideren si este es un nuevo concepto para ustedes. Describan cualquier aspecto de cuidados paliativos que ya estén integrando de manera temprana en la atención y reflexionen sobre lo que debería cambiar para integrar los cuidados paliativos en una etapa temprana del proceso de la enfermedad.

_____

_____

_____

_____

_____

_____

_____

_____

_____

_____

_____

2. El objetivo de la Dama Cicely Saunders en la década de 1960 era brindar una mejor atención a las personas que estaban en proceso de morir. En su experiencia personal y profesional, ¿qué creen que se necesita ahora para brindar una mejor atención a las personas que están muriendo? ¿Qué pasos deben realizarse en la actualidad para efectuar estos cambios? ¿Cómo podrían ustedes, como profesionales de enfermería, a abogar por estos cambios?

_____

_____

_____

_____

_____

_____

_____

_____

Consolidar conceptos

3. Consulten la definición global de cuidados paliativos en la página 13 del libro de texto. Utilizando esta definición, escriban una carta a un amigo explicándole sobre los cuidados paliativos, qué son y sus objetivos.

_____

_____

_____

_____

_____

_____

_____

_____

_____

4. Tomen en cuenta las definiciones de los siguientes términos y cómo se usan en la comunidad, región y país donde trabajan o estudian.

   a. Cuidados paliativos _____

   _____

   _____

   b. Cuidados al final de la vida _____

   _____

   _____

   c. Integrando un enfoque paliativo _____

   _____

   _____

5. Describan de qué manera una persona en vías de morir y su familia podrían beneficiarse cuando se integra un enfoque paliativo en su cuidado.

   _____

   _____

   _____

   _____

   _____

6. Expliquen de qué forma el modelo actual de cuidados paliativos responde a las necesidades de la persona en vías de morir y su familia.

_____

_____

_____

_____

_____

7. Identifiquen el proceso de prestación de atención de acuerdo con lo explicado por la Asociación Canadiense de Cuidados Paliativos en el libro de texto (página 18). Den ejemplos de preguntas que podrían hacer para ayudarse a comprender de qué manera a la persona y la familia les gustaría recibir información sobre el proceso de la enfermedad y su atención.

_____

_____

_____

_____

_____

8. Dibujen un esquema para identificar a los miembros del equipo de atención médica en su comunidad. Expliquen el rol de cada miembro del equipo. Identifiquen dónde están ubicados ustedes en el esquema. Posteriormente, respondan las siguientes preguntas.

   a. ¿Hay algún consultor o equipo de atención paliativa especializado que esté disponible para los pacientes en su comunidad?

   _____

   b. ¿Cómo se accede al especialista? ¿De qué manera refieren a una persona al especialista?

   _____

   _____

   c. ¿Puede el especialista proporcionar una visita en persona o conocerlo a través de la plataforma en línea?

   _____

   _____

   d. ¿De qué forma pueden colaborar con los miembros del equipo y con el equipo especializado de cuidados paliativos? (Si ustedes son miembros del equipo de cuidados paliativos especializados, ¿de qué manera podrían desarrollar relaciones más sólidas con los médicos generales?).

   _____

   _____

9. Dibujen un esquema para ilustrar a quién la persona considera "familia". Exploren formas de presentar a la familia al equipo de atención médica para integrarla en la planificación y prestación de los cuidados, así como para explicar a la familia qué son los cuidados paliativos y la integración de un enfoque paliativo de la atención. Anoten sus respuestas en las siguientes líneas.

_____

_____

_____

_____

10. Enumeren los ocho temas comunes/áreas de cuidado identificados en el Cuadro de Atención de la CHPCA (consulten la Figura 3 en la página 19 del libro de texto).

1. _____   5. _____

2. _____   6. _____

3. _____   7. _____

4. _____   8. _____

11. Elijan tres temas comunes/áreas de cuidado del Cuadro de Atención de la CHPCA y, para cada uno, identifiquen cuatro cosas que podrían evaluar.

Temas comunes/Áreas de cuidado		
1.	2.	3.
i.	i.	i.
ii.	ii.	ii.
iii.	iii.	iii.
iv.	iv.	iv.

12. Menos de 15-30% de las personas en vías de morir tienen acceso a servicios de cuidados paliativos. Describan cinco barreras comunes para acceder a los servicios de cuidados paliativos que pueden afectar a las personas en su región o lugar de trabajo.

_____

_____

_____

_____

13. Expliquen el propósito de la pregunta sorpresa y cómo se utiliza mejor en el contexto de los cuidados paliativos.

_____

_____

_____

_____

_____

_____

Poner en práctica

14. Describan algo que puedan hacer en su vida personal o profesional para ayudar a reducir las barreras para acceder a la atención con las que se encuentran las personas en proceso de morir.

_____

_____

_____

_____

_____

_____

_____

_____

15. Describan cinco acciones que pueden adoptar para integrar un enfoque paliativo en su práctica de enfermería.

_____

_____

_____

_____

_____

_____

_____

_____

16. ¿Qué podría estar experimentando una persona o qué desafíos podría enfrentar un equipo que pudiera o debiera provocar una derivación a un especialista en cuidados paliativos?.

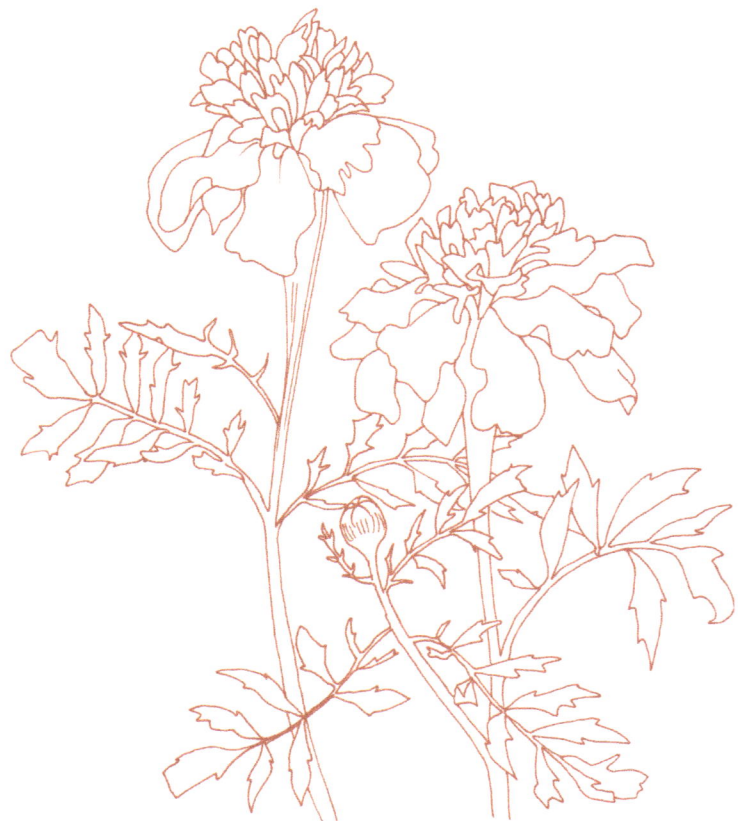

_____

_____

_____

_____

_____

_____

_____

_____

Preparación para el cuidado

3

Sentar las base

1. Reflexionen sobre una experiencia temprana que hayan tenido respecto a la muerte, el proceso de morir o el dolor.

   a. Describan la experiencia.

   _____

   _____

   _____

   _____

   _____

   _____

   _____

   _____

   _____

   _____

   _____

   b. Describan cualquier apoyo que hayan recibido al momento de pasar por esa experiencia.

   _____

   _____

   _____

   _____

   c. ¿De qué manera creen que les haya afectado esa experiencia?

   _____

   _____

   _____

   _____

2. El equipaje que todos llevamos incluye nuestras propias creencias y prejuicios sobre lo que constituye una "buena" y una "mala" muerte.

    a. Escriban en el siguiente rotafolio las características de una muerte que consideren "buena" y "mala".

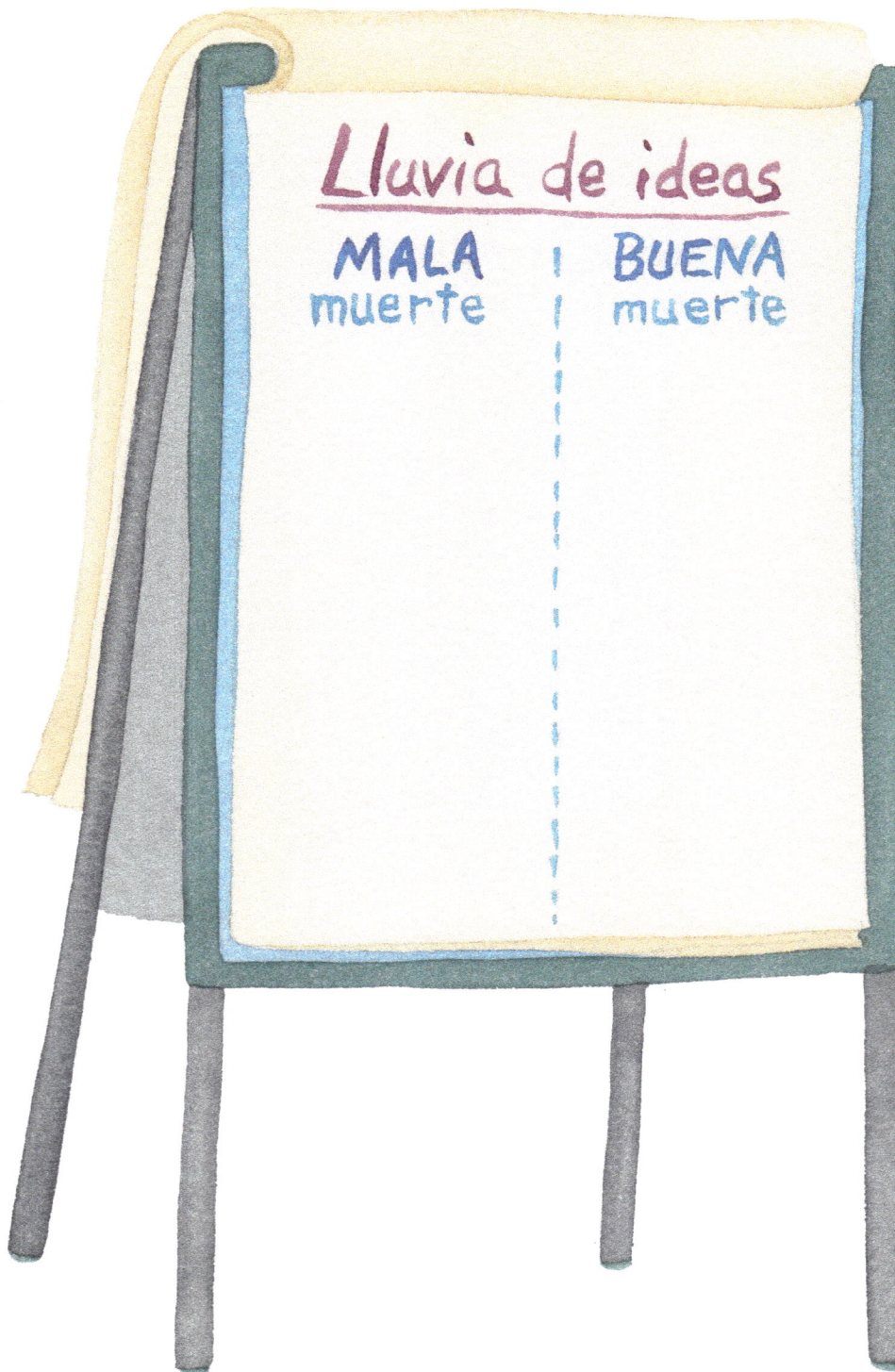

Lluvia de ideas

MALA muerte	BUENA muerte

b. ¿De dónde se originan sus creencias sobre una "buena" y una "mala" muerte (por ejemplo, familia, cultura, experiencias personales, religión, otras influencias)?

_____

_____

_____

_____

_____

c. Compartan y comparen con sus compañeros las similitudes y diferencias en las características de lo que cada quien considera una "buena" y una "mala" muerte.

_____

_____

_____

_____

_____

3. Reflexionen y escriban en las siguientes líneas sobre el valor de una excelente prestación de cuidados paliativos.

_____

_____

_____

_____

_____

_____

_____

_____

_____

_____

_____

_____

_____

_____

4. Marquen las caras que reflejen algunos de sus sentimientos acerca de trabajar con personas que están muriendo.

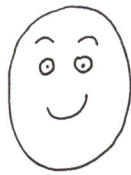 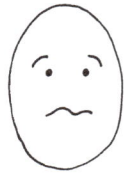 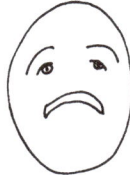 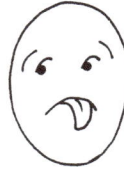 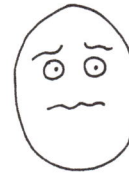 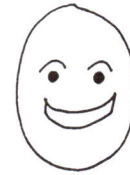

interés   preocupación   miedo   malestar   inseguridad   deseoso de aprender

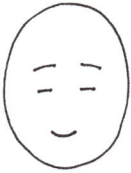 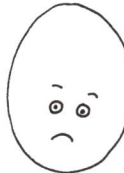 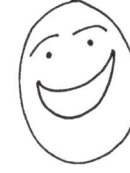 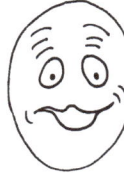 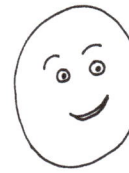 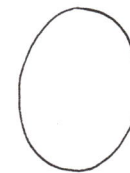

meditativo   inquietud   feliz de ayudar   nerviosismo   honrado   otro

5. Describan por qué la compasión puede ser útil al brindar cuidados paliativos.

_____

_____

_____

_____

6. Expliquen cómo las características personales y las formas de ser, que Davies y Steele identifican como parte de las mejores prácticas de interacción (páginas 38-42 del libro de texto), se alinean con su comprensión de este tipo de prácticas. Den ejemplos de mejores prácticas de interacción que hayan experimentado en su labor o que hayan presenciado en otras personas. Compartan sus pensamientos con el resto del grupo.

_____

_____

_____

_____

_____

_____

7. En una hoja de papel, organicen los 13 componentes de las mejores prácticas de interacción de una manera que les ayude a recordarlos. Consideren utilizar mapas mentales, diagramas de pensamiento o cuadros de procesos de organización, e integrar colores o formas para ayudarse a consolidar estas estrategias en su mente. Utilicen cualquier método que les funcione. Identifiquen las estrategias que ya utilizan y aquellas que les interesa o en las que desean aumentar su competencia.

8. Expliquen por qué los límites terapéuticos son esenciales para los profesionales de enfermería y por qué estos límites pueden mejorar el cuidado de la persona y la familia.

_____

_____

_____

_____

_____

_____

_____

_____

_____

9. En parejas o grupos pequeños, discutan lo siguiente:

a. Las similitudes y diferencias entre sus definiciones de autoconciencia.

b. Experiencias que hayan tenido relacionadas con el proceso de morir, la muerte o el dolor.

c. Los sentimientos que tengan sobre trabajar con personas que están muriendo.

d. El concepto de equipaje que cargan y la necesidad de dejarlo a un lado cuando cuidan de otros.

10. Discutan en parejas o en pequeños grupos cómo podrían notar que un colega u otro miembro del equipo de atención médica no tiene bien definidos sus límites terapéuticos. Tomen en cuenta lo que podrían notar acerca de ustedes mismos si sus límites terapéuticos no fueran claros.

_____

_____

_____

_____

_____

_____

_____

_____

11. Con sus propias palabras, describan los conceptos de competencia cultural y humildad cultural. Trabajen en parejas o en pequeños grupos y discutan cómo influyen para brindar una excelente atención a la persona en vías de morir y a la familia. Realicen una lluvia de ideas para que los profesionales de la salud desarrollen su capacidad de competencia cultural y brinden atención con humildad cultural. Presenten sus ideas al resto del grupo.

_____

_____

_____

_____

_____

_____

_____

_____

_____

_____

_____

_____

12. Escriban la respuesta que darían a la pregunta de dignidad: "¿Qué debo saber sobre usted para brindarle la mejor atención posible?"; o planteen la pregunta de dignidad a un amigo o familiar.

Reflexionen y escriban algunas líneas acerca de esta experiencia. Compartan su respuesta en grupos pequeños. Describan cualquier dificultad que hayan tenido. ¿Les sorprendió alguna de las respuestas?

_____

_____

_____

_____

_____

_____

_____

_____

_____

_____

Uso de herramientas estandarizadas

4

Consolidar conceptos

1. Describan las razones para usar herramientas estandarizadas.

   _____

   _____

2. Los cuidadores en muchos contextos de trabajo utilizan la Escala de Funcionamiento en Cuidados Paliativos (PPS) para identificar el nivel actual de funcionamiento, así como las necesidades de atención de una persona en vías de morir. Enumeren las cinco áreas que se evalúan en la escala.

   a. _____

   b. _____

   c. _____

   d. _____

   e. _____

3. Describan el nivel de funcionamiento y las necesidades de cuidado de una persona con una PPS de 40%.

   _____

   _____

   _____

4. Describan el nivel de funcionamiento y las necesidades de cuidado de una persona con una PPS de 10%.

   _____

   _____

   _____

5. ¿Qué representa cada letra en el mnemónico "OPQRSTUVW" del Instrumento de Valoración de Síntomas?

   _____

   _____

   _____

   _____

   _____

6. Expliquen por qué una herramienta como QAVR es importante cuando se trabaja con un equipo de atención médica.

_____

_____

_____

_____

_____

_____

Poner en práctica

7. Expliquen los beneficios de usar una herramienta de detección para integrar un enfoque paliativo en la atención aguda y de larga duración. Consideren las herramientas de detección para integrar un enfoque paliativo (SPICT, herramientas para pronosticar la mortalidad a un año). Identifiquen cuál se usa en su lugar de trabajo o, si alguna no se está actualmente utilizando, cuál podrían considerar usar.

_____

_____

_____

_____

_____

_____

_____

_____

_____

_____

_____

_____

_____

_____

_____

_____

_____

_____

8. Caso de estudio.

Juan es un hombre de 73 años, diagnosticado con cáncer de pulmón hace más de un año. Su esposa murió hace varios años. Juan vive con su hijo y su familia en una zona rural. Cuando le dieron el diagnóstico, el hijo insistió en que solo le dijeran a Juan que tenía una "enfermedad pulmonar". Juan no sabe que tiene cáncer o que se está muriendo. La enfermedad de Juan está progresando. No tiene apetito, ha perdido peso (8 kg) en los últimos seis meses y ahora pesa 65 kg. El hijo lo llevó a una sala de urgencias porque Juan no está comiendo, tiene dificultad para tragar, el dolor en su espalda ha aumentado y le falta el aliento con cualquier actividad.

Juego de roles

¿Qué herramientas estandarizadas podrían ser útiles para realizar una evaluación exhaustiva? Realicen el juego de roles de la evaluación y utilicen la herramienta QAVR para comunicar la evaluación al equipo de atención médica.

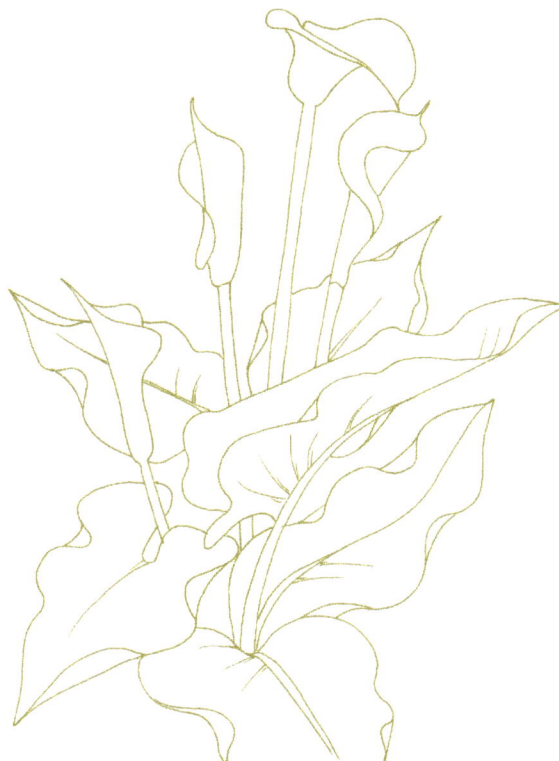

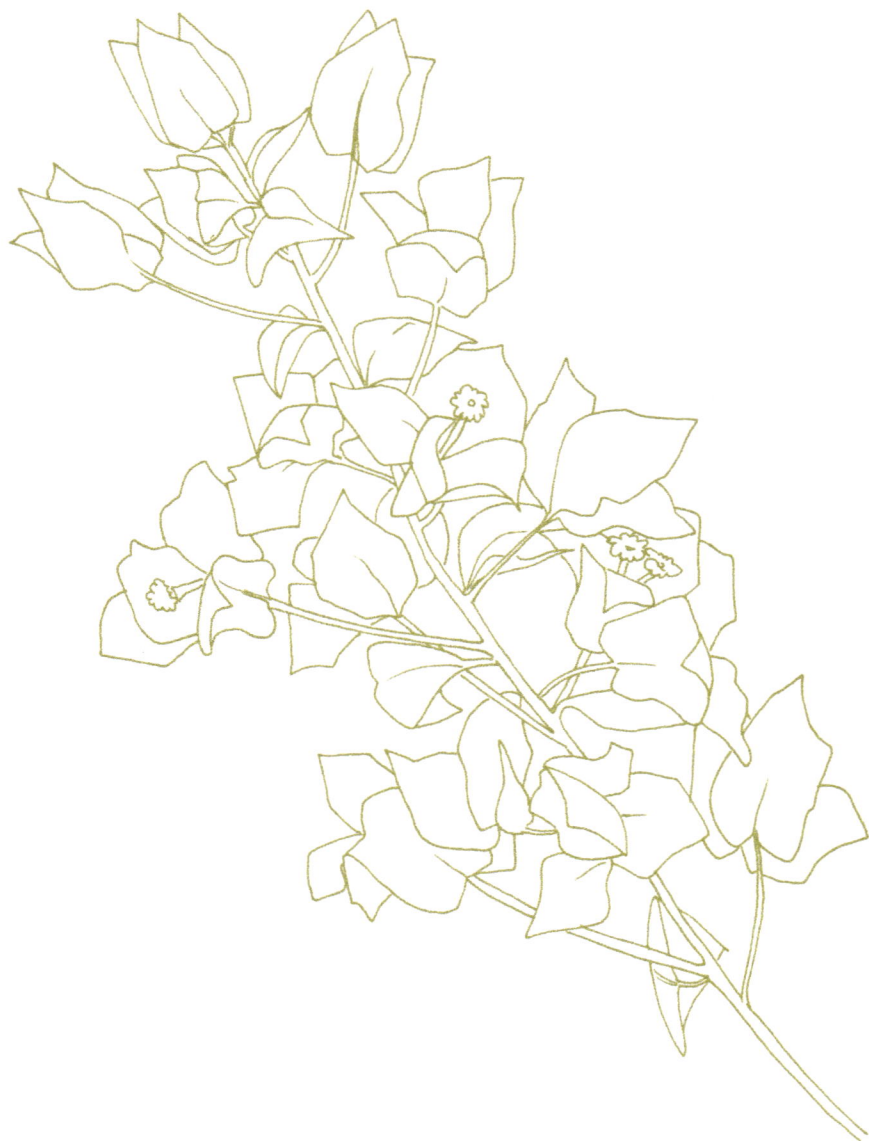

Mejorando el confort físico

Parte 1: Fundamentos del control de síntomas

Sentar las bases

1. Reflexionen sobre sus experiencias cercanas con el dolor y en aquellas que hayan presenciado en su familia, amigos y otras personas que conozcan. Piensen sobre sus sentimientos acerca del manejo del dolor. ¿Crecieron en un hogar en el que los miembros de la familia se sentían cómodos, o viceversa, con el uso de medicamentos para controlar el dolor? Escriban sus respuestas a continuación.

Consolidar conceptos

2. Completen el siguiente crucigrama:

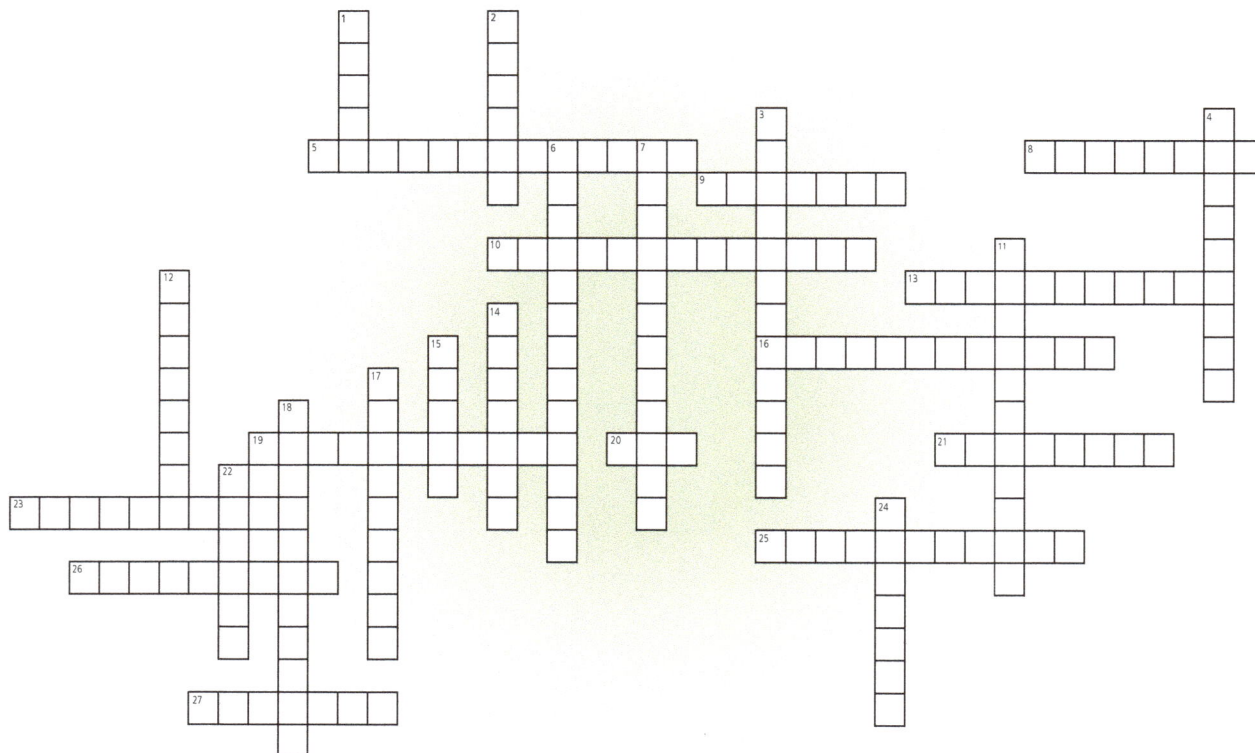

HORIZONTALES

5. Es el principal temor que la gente indica acerca del uso de opiáceos.

8. Al utilizar medicamentos, los profesionales de enfermería debes estar familiarizados con tres parámetros del medicamento: inicio del efecto, el tiempo de alcance del efecto pico y la _____ del efecto.

9. Un opiáceo débil que funciona bien cuando se combina con acetaminofen.

10. Las _____ pueden indicar toxicidad por opiáceos.

13. Este opiáceo sintético es 1000 veces más potente que la morfina y se utilizar para tratar el dolor severo.

16. El control de los síntomas en curso requiere que los medicamentos se administren a lo largo de todo el día y...

19. Una _____ de medicamentos puede ser más eficaz que una medicación única.

20. Anticipar los cambios de _____ en los medicamentos incluye organizar que los medicamentos comunes se mantengan en stock en una variedad de formas diferentes.

21. Las dosis de rescate se utilizan para _____ el dolor.

23. Es lo que se debe hacer con un medicamento para encontrar su dosis más eficaz.

25. El rango de niveles séricos del medicamento que cumple con las metas de atención de la persona para el alivio de síntomas es conocido como ventana _____.

26. Este opiáceo es de 80 a 100 veces más potente que la morfina.

27. Si una persona comienza a _____ alimentos parcialmente digeridos cuando está recibiendo opiáceos, podría significar que el medicamento ha enlentecido su tracto gastrointestinal.

VERTICALES

1. Los principios del manejo de síntomas indican que el enfoque debe ser en las _____ de atención de la persona.

2. Cuando las prescripciones o medicamentos opiáceos llegan al mercado ilegal, a esto se le llama...

3. Debido a que se depura con facilidad a través de los riñones, este es el opiáceo de elección para las personas con enfermedad renal.

4. Un principio del manejo de síntomas es _____ el síntoma antes de que escale.

6. Una persona que recibe opiáceos y se queda dormida durante una conversación, puede estar experimentando_____ respiratoria.

7. Los opiáceos de liberación sostenida pueden ser administrados utilizando un método que involucra un parche _____.

11. Con dosis regulares de opiáceos, las personas temen desarrollar _____.

12. Verificar la función _____ de una persona antes de iniciar con opiáceos es un paso hacia la prevención de la toxicidad por opiáceos.

14. No hay techo de dosis para este opiáceo.

15. Una persona con una mala función _____ puede no ser capaz de tolerar la morfina.

17. La morfina, a dosis de 10 mg VO es equivalente a 5-7 mg de...

18. Es un efecto adverso inicial al comenzar a recibir opiáceos y puede desaparecer a los pocos días.

22. Los opiáceos son utilizados para tratar el dolor y la...

24. Es el compuesto natural que se encuentra en la resina de las plantas de amapola.

(Pueden consultar las respuestas en la página 91)

3. Encierren en un círculo los principios paliativos que guían al equipo de atención médica al momento de controlar los síntomas que pueden surgir en una persona en vías de morir.

   a. Centrarse en las metas de atención de la persona.

   b. Usar medidas de confort no farmacológicas cuando sea posible.

   c. Usar medicamentos para controlar los síntomas solo cuando la muerte es inminente.

   d. Supervisar, registrar y reportar las respuestas de la persona a los medicamentos y a otras medidas de confort.

4. Encierren en un círculo los principios que guían la solicitud y administración de medicamentos en cuidados paliativos.

   a. El equipo de atención médica determina el objetivo para aliviar el dolor.

   b. Los medicamentos deben administrarse solo después de que ocurra el dolor, no en un horario regular.

   c. Las dosis de rescate se usan cuando un síntoma recurre o continúa entre dosis programadas con regularidad.

   d. Una combinación de medicamentos puede ser necesaria para controlar un síntoma y cualquier efecto secundario.

   e. Los efectos secundarios y los temores o preocupaciones sobre los medicamentos deben ser registrados y reportados.

   f. Las medidas de confort no farmacológicas pueden ayudar a mejorar la comodidad.

5. Expliquen el valor de comprender la equianalgesia de los opiáceos, así como los cálculos de titulación, a pesar de que los profesionales de enfermería no son responsables de ordenar opiáceos.

   _____

   _____

   _____

6. ¿Por qué los opiáceos se suministran en un horario regular, a lo largo de todo el día?

   _____

   _____

   _____

7. Identifiquen las pautas a seguir cuando proporcionen medidas de confort no farmacológicas, acorde con la canasta del confort (página 112 del libro de texto).

   _____

   _____

   _____

8. Discutan los efectos secundarios del uso de opiáceos y por qué una persona puede estar preocupada por recibirlos.

De manera alterna, trabajen en grupos pequeños y discutan un efecto secundario común asociado con tomar opiáceos. Realicen una lluvia de ideas sobre las formas de comunicarse con la familia cuando expresen su preocupación por el efecto secundario. Presenten sus hallazgos al resto del grupo.

_____

_____

_____

_____

_____

_____

_____

_____

_____

9. La familia de una persona que está muriendo está preocupada de que su ser querido reciba morfina ¡cada cuatro horas! y a veces recibe una dosis extra antes de bañarse. Discutan, en grupos pequeños, cómo explicar a la familia acerca de la necesidad de medicación con regularidad, durante todo el día, así como del uso de las dosis de rescate. Pueden utilizar diagramas para apoyar su discusión. Anoten sus ideas en las siguientes líneas.

_____

_____

_____

_____

_____

_____

_____

_____

_____

_____

_____

_____

_____

10. Los mitos comunes sobre los opiáceos pueden representar barreras significativas para utilizarlos en algunas personas. Identifiquen tres mitos comunes y cómo podría ayudar a la persona y la familia a comprender las realidades.

_____

_____

_____

_____

_____

_____

_____

_____

_____

_____

_____

_____

11. Ángela actualmente recibe 60 mg de morfina por vía oral, cada 4 horas.

   a. Calculen su dosis oral de 24 horas de morfina.

   _____

   _____

   _____

   b. Calculen las siguientes dosis equianalgésicas para Ángela:

      i. Morfina de acción prolongada vía oral cada 12 horas _____

      ii. Morfina subcutánea cada 4 horas _____

12. Miguel tiene cáncer de esófago avanzado y ha estado recibiendo 60 mg de morfina de acción prolongada vía oral cada 12 horas. Ya no puede tragar las tabletas. El médico ha ordenado un cambio de medicación. Calculen las dosis equianalgésicas de los siguientes medicamentos.

   a. Oxicodona rectal cada 4 horas _____

   _____

   b. Hidromorfona subcutánea cada 4 horas _____

   _____

13. Daniel califica su dolor en 6/10. Su dosis actual de morfina es de 30 mg vía oral cada 4 horas. También recibió cuatro dosis de rescate (15 mg de morfina vía oral) en las últimas 24 horas. ¿Cuál podría ser una nueva dosis apropiada para Daniel?

14. El médico ha ordenado 50 mg de morfina vía oral cada 4 horas y 5 mg de morfina vía oral para una dosis de rescate.

   a. ¿Cuál es el problema con la dosis de rescate? ¿Por qué?

   b. Calculen la dosis de rescate apropiada (muestren los cálculos).

Mejorando el confort físico

Parte 2: Síntomas comunes

Anorexia y caquexia

Sentar las bases

1. La comida es una parte muy importante de estar vivo, para convivir en familia y celebrar con la comunidad. Es a menudo una forma de expresar el cuidado, la crianza, la bondad. Suele ser central en las actividades cuando se reúnen amigos, familiares y la comunidad. Tómense unos minutos y escriban o dibujen un mapa conceptual que ilustre el rol de los alimentos y las comidas en su vida.

_____

_____

_____

_____

_____

_____

_____

_____

_____

2. Describan de qué manera las siguientes dos situaciones pueden sentirse diferentes y tener distintos significados:

"Tengo gripe y siento náuseas" frente a "Tengo cáncer y siento náuseas".

_____

_____

_____

_____

_____

_____

_____

_____

3. Reflexionen sobre el papel de los alimentos en su familia y consideren cómo podrían reaccionar los diferentes miembros de su familia o amigos si ustedes se sintieran mal y no quisieran comer. Consideren cuál podría ser su reacción si esto ocurriera durante un largo periodo.

_____

_____

_____

_____

_____

_____

_____

_____

_____

Consolidar conceptos

4. Describan las similitudes y diferencias entre anorexia, caquexia y el síndrome de anorexia-caquexia que pueden presentarse en una persona con una enfermedad que limita su vida.

_____

_____

_____

_____

_____

_____

_____

_____

5. Describan las diferencias entre el síndrome de anorexia-caquexia y la inanición.

_____

_____

_____

_____

_____

Poner en práctica

6. La familia está preocupada por la pérdida de peso de su ser querido. ¿Qué información compartirían para abordar sus inquietudes y ayudarles a comprender la disminución normal del apetito y la ingesta?

_____

_____

_____

_____

_____

_____

_____

_____

_____

_____

7. Discutan las medidas de confort no farmacológicas para apoyar a una persona que presenta anorexia y caquexia.

_____

_____

_____

_____

_____

_____

_____

_____

_____

_____

Cambios en la función intestinal

Sentar las bases

1. Describan lo que piensan acerca de la última vez que se hayan sentido estreñidos o haber sufrido de diarrea. ¿Comentaron lo que estaban experimentando con su familia o con sus amigos? ¿En qué se diferencia la información sobre los cambios en la función intestinal a la que se comparte cuando se tiene un resfriado común o gripe?

_____

_____

_____

_____

_____

_____

_____

_____

_____

_____

Consolidar conceptos

2. **a.** Enumeren tres causas de estreñimiento y proporcionen ejemplos de cada una, de acuerdo con lo que se expone en la página 121 del libro de texto.

_____

_____

_____

_____

b. ¿Qué causa la diarrea? ¿Qué factores pueden causar este cambio en la función intestinal?

_____

_____

_____

_____

_____

3. Cuando se utiliza la Escala de Función Intestinal de Victoria para evaluar a una persona, es importante saber cuáles son la consistencia y frecuencia normales de las deposiciones en esa persona. ¿Por qué?

_____

_____

_____

_____

4. ¿Sería útil aumentar la ingesta de fibra dietética en las últimas semanas o días de una persona que está al final de su vida? Expliquen su respuesta.

_____

_____

_____

_____

5. Identifiquen cinco medidas de confort no farmacológicas para implementar "al momento", cuando una persona presenta diarrea.

_____

_____

_____

_____

_____

6. Anoten cinco tratamientos farmacológicos que pueden reducir el estreñimiento y aumentar el confort.

_____

_____

_____

_____

_____

_____

_____

_____

_____

Poner en práctica

7. Tomando el caso de estudio en la página 127 del libro de texto, describan la información que compartirían con el Sr. Martínez y su familia respecto a su estreñimiento. ¿Qué estrategias recomendarían para aumentar su confort?

Delirium

Sentar las bases

1. ¿Qué saben sobre el delirium? ¿Qué experiencias personales y/o profesionales han tenido con el delirium?

_____

_____

_____

_____

_____

_____

_____

_____

_____

2. Si un ser querido experimentara delirium, ¿qué les parecería más preocupante sobre el síntoma?

_____

_____

_____

Consolidar conceptos

3. **a**. ¿Cuál es la definición de delirium?

_____

_____

_____

_____

b. ¿Cómo describirían el delirium a los miembros de la familia?

_____

_____

_____

_____

4. Identifiquen las causas de delirium en la siguiente ilustración.

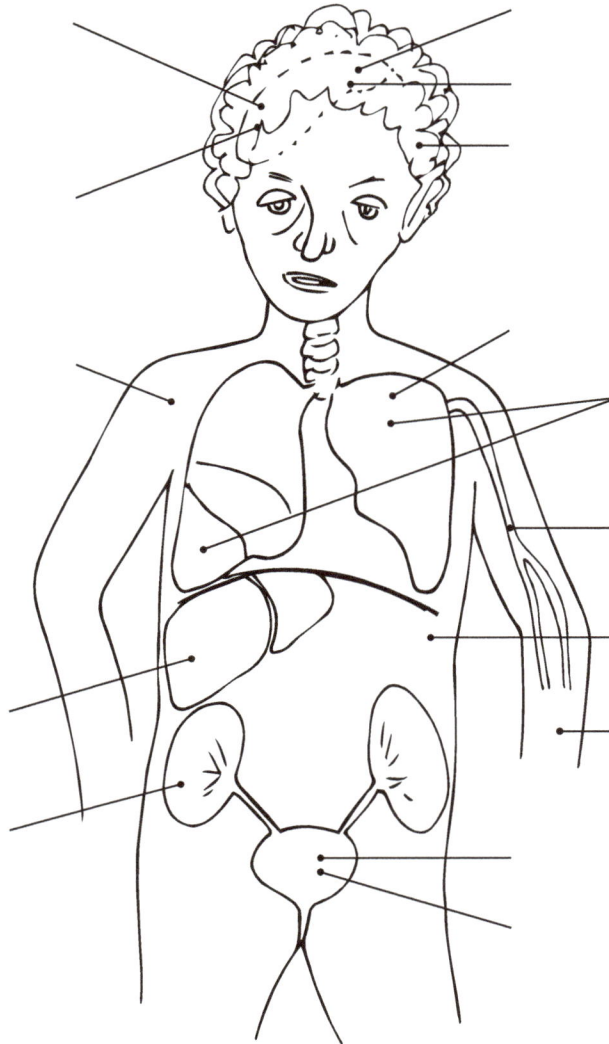

5. ¿Cuáles son las diferencias entre demencia y delirium?

_____

_____

_____

6. El delirio es más probable que se revierta si _____ y se trata de una _____, y si las causas _____ y pueden _____.

Poner en práctica

7. Estudio de caso

Mariana Vélez es una mujer frágil de 87 años con demencia moderada. Tiene una clasificación de 7 (severamente frágil), en la Escala de Fragilidad Clínica de CSHA (depende completamente de los demás para realizar las actividades de la vida diaria). Tiene antecedentes de osteoartritis, dolor de espalda y dolor de rodilla. Durante los últimos cuatro meses ha recibido 15 mg de morfina de acción prolongada, vía oral cada 12 horas.

En los últimos días, se ha puesto muy nerviosa, rechazando los alimentos y resistiéndose a la atención. Mariana ya no reconoce a los proveedores de atención médica que solía conocer. Está paranoica de que alguien venga a buscarla y se ha negado a tomar medicamentos, diciendo que son venenosos.

a. Expliquen las posibles implicaciones de estos cambios en el comportamiento de Mariana.

_____

_____

_____

_____

b. Escriban notas para elaborar un reporte verbal que proporcionarán al médico, utilizando la herramienta de valoración QAVR.

_____

_____

_____

_____

c. Identifiquen las medidas de confort no farmacológicas que podrían implementar de inmediato.

_____

_____

_____

_____

d. ¿Qué preocupaciones podría tener la familia acerca de Mariana, de su condición y la atención que brinda el equipo?

_____

_____

_____

_____

e. Si identifican que Mariana tiene delirium, ¿qué sería lo apropiado para investigar la causa? ¿Por qué sí y por qué no?

_____

_____

_____

_____

_____

_____

8. ¿Cuál es el significado del nivel de fragilidad de Mariana para su pronóstico, y cómo podría su fragilidad afectar la decisión de realizar pruebas de laboratorio o no?

_____

_____

_____

_____

9. En grupos, consideren el caso de Mariana y discutan sobre la importancia de involucrar lo más posible a la familia en la toma de decisiones, así como en la planificación de la atención.

_____

_____

_____

_____

_____

_____

_____

10. ¿Qué medidas de confort no farmacológicas pueden usar para ayudar a prevenir el delirium?

_____

_____

_____

_____

_____

_____

Disnea

Sentar las bases

1. Completen la actividad de disnea que se describe en la página 142 del libro de texto. Contesten en las siguientes líneas las preguntas de reflexión.

_____

_____

_____

_____

_____

_____

_____

_____

_____

_____

2. Contesten las preguntas de la primera Perla Ética en la página 151 del libro de texto.

_____

_____

_____

_____

_____

_____

_____

_____

_____

_____

_____

_____

Consolidar conceptos

3. Definan qué es la disnea.

_____

_____

_____

_____

_____

_____

_____

4. Identifiquen en el siguiente diagrama las causas de disnea.

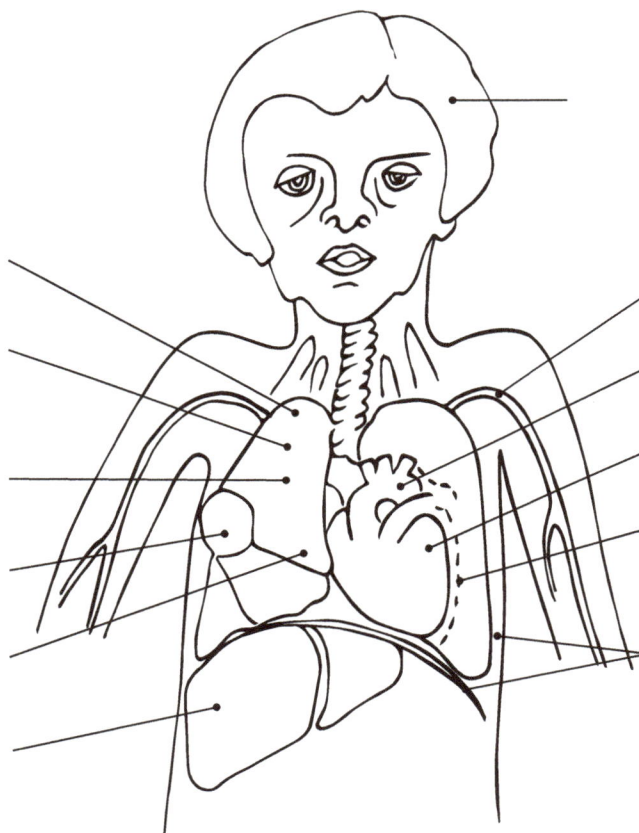

5. ¿Qué palabras o frases pueden darles pistas de qué sería indicado valorar si la persona experimenta disnea?

_____

_____

_____

6. ¿Qué instrumentos se recomiendan para identificar, valorar y monitorear la disnea?

_____

_____

_____

7. ¿Qué pruebas de laboratorio y gabinete podrían considerarse útiles para llevar a cabo cuando una persona tiene disnea? Hagan una lista e incluyan las razones para ordenar cada análisis.

_____

_____

_____

8. Describan cuatro estrategias para prevenir la disnea.

_____

_____

_____

Poner en práctica

9. Caso de estudio

   Javier Martínez es un hombre de 52 años y tiene cáncer de esófago que ya se ha extendido a su hígado. Al ser admitido al al hospital, notan que respira con dificultad. Él les confirma que siente que le falta el aire y eso lo hace sentir muy incómodo: la incomodidad es de 7/10. Se le ve ansioso, pero no le gusta quejarse. En ocasiones anteriores, el lorazepam no ha sido eficaz para disminuirle la sensación de disnea. En la actualidad, los broncodilatadores no están siendo útiles para aliviar el síntoma y los diuréticos no parecen disminuir su dificultad para respirar.

   a. ¿Qué medidas de confort no farmacológicas podrían utilizar para ayudar a que Javier se sintiera mejor en el momento?

   _____

   _____

   _____

   _____

b. Usando el Instrumento de Valoración de Síntomas OPQRSTUVW, adaptado para disnea, ¿qué preguntas podrían hacer para evaluar la disnea de Javier?

_____

_____

_____

c. ¿Qué preguntas podrían serles útiles para entender la experiencia subjetiva de disnea de Javier?

_____

_____

_____

_____

d. Elaboren una lista de los comportamientos que podrían observar en una persona con disnea y que pudieran ayudar a completar la evaluación.

_____

_____

_____

_____

e. Utilicen la herramienta QAVR para resumir lo observado durante su valoración de disnea y preparen la comunicación con el médico o supervisor. Trabajando en parejas, actúen la conversación que ocurriría entre el profesional de enfermería/cuidador y el médico.

10. Trabajando en parejas, actúen una situación entre un profesional de enfermería y una persona que está experimentando un episodio agudo de disnea. Practiquen integrando medidas de confort no farmacológicas. Cambien los roles para que ambas personas actúen como la persona con disnea y como el profesional de enfermería.

Escriban acerca de esta experiencia. Reflexionen sobre si las medidas de confort funcionaron de igual manera para ambas personas en el ejercicio.

_____

_____

_____

_____

_____

_____

11. ¿Por qué es importante tratar la disnea de una persona aun cuando no se pueda medir?

_____

_____

_____

_____

12. ¿Por qué son útiles los opiáceos para aliviar la disnea?

_____

_____

_____

_____

13. ¿Por qué son diferentes las indicaciones de opiáceos en los dos casos de estudio de la página 149 del libro de texto?

_____

_____

_____

_____

14. ¿Qué estrategias pueden implementar los profesionales de enfermería para apoyar a la persona o familia una vez que la disnea se ha resuelto?

_____

_____

_____

_____

15. ¿Qué otros medicamentos, además de opiáceos, podrían ser útiles para el manejo de la disnea?

_____

_____

_____

_____

16. Caso de estudio

Bárbara tiene 79 años de edad y diagnóstico de enfermedad cardiaca terminal con enfermedad pulmonar obstructiva crónica (EPOC); padece una continua falta de aliento cuando realiza actividades. Anoche experimentó dificultad respiratoria repentina y hoy tiene problemas para respirar después de comer y al hablar (necesita hacer pausas frecuentes mientras lo hace). La movilidad de Bárbara se limita a transferirla al cómodo. Le resulta difícil darle un valor a su disnea, pero sugiere que es 6/10. Su fatiga y sensación de debilidad han aumentado en las últimas semanas. No se le ha medido la saturación capilar (oxímetro en el dedo).

Observaciones: *Edema: +3 en las piernas hasta las rodillas. Utiliza instrumentos auxiliares para respirar y jadea cuando le falta el aliento. Frecuencia respiratoria: 30/min; pulso: 100 por minuto. Está menos alerta. Ha tenido periodos de confusión en los días previos. Su piel se siente fría, húmeda, sudorosa. No ha ingerido alimento sólido por 24 horas, nada por vía oral (NPO), solo cuidados orales hoy.*

a. ¿Qué medidas de confort podrían ser útiles para implementarlas de inmediato?

_____

_____

_____

_____

b. Si la familia de Bárbara pregunta "¿Ayudaría que le dieran oxígeno?", ¿cómo responderían? ¿Qué información necesitarían para contestar? ¿A qué nivel de saturación de oxígeno se indica administrar oxígeno en su clínica u hospital?

_____

_____

_____

_____

c. ¿Qué medicamentos podrían ser útiles para Bárbara y por qué?

_____

_____

_____

_____

d. Describan los principios del uso de opiáceos para el manejo de la disnea.

_____

_____

_____

e. Si le realizaran la Pregunta Sorpresa acerca de Bárbara, ¿cuál sería su respuesta? Expliquen por qué.

_____

_____

_____

_____

_____

_____

17. Trabajando en parejas demuestren y enseñen a la otra persona a usar la técnica de resoplido/tos. Expongan sus observaciones del ejercicio con el resto del grupo. Describan la experiencia en las líneas siguientes.

_____

_____

_____

_____

_____

_____

_____

_____

_____

_____

_____

Fatiga

Sentar las bases

1. Imaginen que se sienten fatigados todo el día, ya sea que hayan realizado o no actividades importantes. Imaginen que están batallando por mantenerse despiertos y que lo único que desean es recostarse. ¿Cómo se sentirían si tuvieran esta sensación todo el día... todos los días?

_____

_____

_____

_____

_____

_____

_____

2. Describan de qué manera su calidad de vida y su trabajo se verían afectados si se sintieran cansados todo el tiempo.

_____

_____

_____

_____

_____

_____

3. A pesar de que la fatiga no se considera un síntoma urgente, ¿por qué es uno de los síntomas más difíciles o frustrantes que una persona puede experimentar?

_____

_____

_____

_____

_____

_____

_____

Consolidar conceptos

4. ¿Cuáles son las causas comunes de fatiga identificadas en el libro de texto?

_____

_____

_____

_____

_____

_____

Poner en práctica

5. En grupos pequeños, discutan las medidas de confort no farmacológicas y farmacológicas para una persona que presenta fatiga. ¿En qué momento podrían integrar estas medidas de confort?

_____

_____

_____

_____

_____

_____

_____

_____

6. De acuerdo con el caso de estudio del señor Jiménez (página 156 del libro de texto) se podrían realizar algunos análisis de sangre para determinar las posibles causas de su fatiga. ¿Qué medidas de confort no farmacológicas serían útiles mientras se esperan los resultados?

_____

_____

_____

_____

_____

_____

Sequedad bucal

Sentar las bases

1. Describan algún momento en que hayan experimentado sequedad en la boca y en el que el tomar líquidos les provocaba dolor.

_____

_____

_____

_____

_____

_____

_____

2. ¿Cómo se sentirían si necesitaran tomar un medicamento para ayudar a disminuir el dolor, pero el efecto fuera una resequedad bucal dolorosa?

_____

_____

_____

_____

_____

_____

_____

Consolidar conceptos

3. Anoten en las siguientes líneas las posibles causas de sequedad bucal.

_____

_____

_____

_____

_____

_____

4. Definan qué es la mucositis.

_____

_____

_____

_____

_____

_____

Poner en práctica

5. En parejas, practiquen los cuidados bucales y muestren a un "miembro de la familia" cómo brindarlos.

_____

_____

_____

_____

_____

_____

_____

_____

6. En grupos pequeños, discutan las medidas de confort no farmacológicas para una persona en sus últimos días y horas que no puede tragar líquidos.

_____

_____

_____

_____

_____

_____

_____

_____

Náuseas y vómito

Sentar las bases

1. Describan sus sentimientos y reacciones respecto a las náuseas y vómito. Anoten sus experiencias personales y profesionales con estos síntomas.

_____

_____

_____

_____

_____

_____

_____

_____

_____

_____

_____

_____

_____

_____

2. Describan las medidas de confort no farmacológicas que les resultan útiles cuando tienen náuseas o vómito. ¿Estas medidas son parecidas o diferentes de las que utilizan otras personas que conocen? (Discutan con sus compañeros).

_____

_____

_____

_____

_____

_____

_____

_____

_____

Consolidar conceptos

3. Identifiquen en el siguiente diagrama las causas de náuseas y vómito.

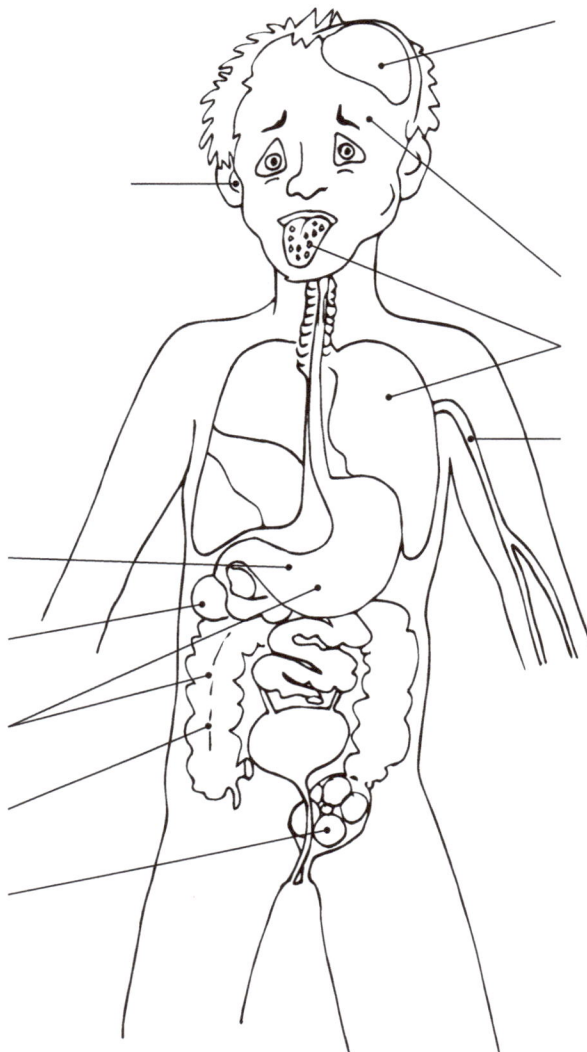

4. ¿De qué manera explicarían las causas comunes de náusea y vómito a la persona que está muriendo y a su familia?

_____

_____

_____

_____

_____

_____

5. Cuando están valorando a alguien que tiene náuseas o está vomitando, ¿qué indicios podrían ser útiles para identificar la causa?

_____

_____

_____

_____

_____

6. ¿Cuáles son los pasos para el manejo de las náuseas y vómito? ¿Por qué una persona podría necesitar continuar recibiendo medicamentos una vez que las náuseas o vómito se hayan resuelto?

_____

_____

_____

_____

_____

7. Consideren los fundamentos para usar medicamentos para el control de síntomas (página 92) y las diversas posibles causas de náuseas y vómito (página 160). Expliquen por qué podría llegar a necesitarse una combinación de medicamentos para controlar estos síntomas.

_____

_____

_____

_____

_____

8. ¿Cuándo resultaría apropiado no rehidratar a una persona que está deshidratada?

_____

_____

_____

_____

_____

_____

Dolor

Sentar las bases

1. Reflexionen acerca de alguna ocasión en la que hayan experimentado dolor. ¿Qué piensan acerca del dolor?

_____

2. ¿Qué opinan sobre el uso de medicamentos para controlar el dolor?

_____

3. Describan dos medidas de confort que los hayan ayudado personalmente cuando han experimentado dolor.

_____

_____

_____

_____

4. ¿Qué medidas de confort suelen ofrecer cuando alguien tiene dolor?

_____

_____

_____

_____

_____

Consolidar conceptos

5. Definan qué es el dolor.

_____

_____

_____

_____

6. Definan el concepto de dolor total.

_____

_____

_____

_____

7. El dolor es un síntoma muy prevalente entre las personas que están cerca de la muerte. ¿Qué poblaciones tienen alto riesgo de experimentar dolor no tratado?

_____

_____

_____

_____

8. Identifiquen las causas de dolor en el siguiente diagrama. Al lado de cada causa, escriban si corresponde a dolor nociceptivo o neuropático. Reflexionen sobre los tipos de dolor que hayan experimentado personalmente.

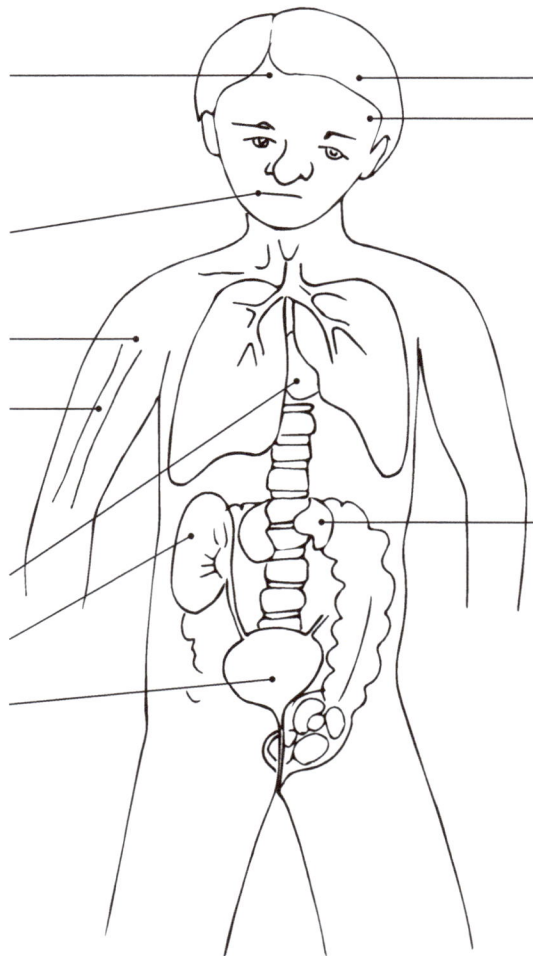

9. Describan qué es el dolor nociceptivo y den ejemplos de este tipo de dolor.

_____

_____

_____

_____

10. Describan qué es el dolor neuropático y den ejemplos de este tipo de dolor.

_____

_____

_____

_____

11. Identifiquen las herramientas de valoración que se utilizan para evaluar el dolor en personas con facultades cognitivas completas y en personas con discapacidades cognitivas o de comunicación.

_____

_____

12. ¿La puntuación de la escala PAINAD indica la severidad del dolor? ¿Por qué sí o por qué no?

_____

_____

13. ¿De qué manera puede ser útil un mapa corporal para evaluar el dolor?

_____

_____

_____

14. Elaboren una lista de las seis categorías de comportamiento que pueden indicar dolor, de acuerdo con la Sociedad Americana de Geriatría (American Geriatrics Society).

_____

_____

15. ¿Por qué es importante obtener información de la familia y de otros profesionales de la salud cuando se realiza la valoración de dolor de una persona con discapacidad cognitiva?

_____

_____

_____

16. ¿En qué casos utilizarían la escala PAINAD y cuándo la herramienta NOPAIN? ¿Cuáles son las diferencias entre lo que cada instrumento evalúa?

_____

_____

_____

_____

17. ¿Qué factores determinan si resulta apropiado investigar las causas del dolor?

_____

_____

_____

18. Llenen la siguiente tabla con información acerca de medicamentos adyuvantes.

	Tipo de adyuvante	Cómo reduce el dolor	Ejemplo de medicamento
1.			
2.			
3.			
4.			
5.			
6.			

Poner en práctica

19. Identifiquen cinco medidas de confort no farmacológicas útiles para prevenir el dolor.

_____

_____

_____

_____

20. En parejas o en grupos pequeños, practiquen los cambios de posición y movilización por etapas a una persona que está experimentando dolor, como lo harían al brindar cuidado durante la noche. ¿Qué les resultó complicado al realizar este ejercicio?

_____

_____

_____

_____

21. En parejas o grupos pequeños, actúen una escena en la que una persona está experimentando un tipo específico de dolor. Practiquen seleccionando e implementando medidas de confort no farmacológicas para brindarle alivio. Cambien de papel para que todos puedan actuar lo que haría el profesional de enfermería.

Escriban a continuación sus reflexiones después de completar el ejercicio. ¿Cómo decidieron qué medidas de confort utilizar? ¿Resultaron útiles las medidas que eligieron? ¿Qué necesitan saber para implementar medidas de confort no farmacológicas?

_____

_____

_____

_____

_____

_____

_____

_____

_____

_____

22. Discutan las siguientes preguntas con el grupo. Usen el espacio de abajo para escribir los puntos que surjan durante la discusión.

a. ¿Cuándo se debe valorar el dolor?

b. ¿Quién es responsable de llevar a cabo la valoración del dolor?

c. ¿Qué comportamientos pueden indicar que una persona está experimentando dolor?

d. Discutan diferentes tipos de dolor y cómo se describe cada uno.

_____

_____

_____

_____

_____

_____

_____

_____

_____

_____

23. Caso de estudio

El señor Márquez ha vivido en una casa para adultos mayores durante los últimos dos años. Tiene 85 años de edad y osteoporosis, con antecedentes de fracturas múltiples. El señor Márquez no tiene deterioro cognitivo, de modo que es mentalmente capaz y está alerta, pero físicamente está muy frágil y se mueve muy lentamente.

En la actualidad, cuando le ayudan a levantarse de la cama notan que vacila en sus movimientos. Cuando comentan que lo ven moviéndose con extremo cuidado y cierta rigidez, él les dice que tiene dolor y que apenas se puede mover por lo mucho que le duele la espalda. Les dice que no durmió mucho. Está de acuerdo en pasarse a la silla, pero no quiere ir al comedor para desayunar. Está muy preocupado por su espalda.

a. Trabajen en parejas y actúen la escena de cómo se haría la valoración de dolor del señor Márquez, utilizando las herramientas apropiadas. Preparen un QAVR para comunicar sus hallazgos y solicitudes/recomendaciones al médico tratante o supervisor.

_____

_____

_____

_____

_____

_____

_____

_____

_____

b. Escriban el reporte que le darían al médico para comunicarle los cambios en el estado de salud del señor Márquez.

_____

_____

_____

_____

_____

_____

_____

_____

_____

_____

_____

Mejorando el confort físico

Parte 3: Urgencias en cuidados paliativos

Sentar las bases

1. Piensen en alguna ocasión en la que en su práctica, a pesar de llevar al pie de la letra el plan de cuidados, se haya presentado alguna condición que representara una urgencia. ¿Cómo diferenciaron que era una urgencia y no un síntoma común de la enfermedad? ¿Cómo actuaron? ¿Se resolvió? Anoten sus reflexiones.

_____

_____

_____

_____

_____

_____

2. Reflexionen de qué manera podrían ustedes comunicar a la familia que su ser querido pudiera estar experimentando una urgencia en cuidados paliativos.

_____

_____

_____

_____

_____

_____

Consolidar conceptos

3. En las siguientes líneas identifiquen las condiciones que se consideran urgencias en cuidados paliativos. Definan qué es la terapia de sedación paliativa.

_____

_____

_____

_____

_____

Poner en práctica

4. ¿Cuál sería la diferencia entre una hemorragia leve/moderada y una severa y cómo afectaría eso su respuesta inmediata?

_____

_____

_____

_____

5. Describan los signos y síntomas de una obstrucción de la vena cava superior. ¿Cuáles son los principales síntomas que quisieran prevenir? Desarrollen un plan de atención para un paciente que parece estar cursando con OVCS. ¿Qué medidas de confort farmacológicas y no farmacológicas son posibles de brindar en el lugar donde trabajan?

_____

_____

_____

_____

_____

_____

_____

_____

6. En grupos pequeños, analicen: ¿Cómo podrían diferenciar entre el dolor asociado con una compresión de médula espinal y un dolor de espalda continuo o en aumento que no es causado por la compresión de la médula espinal? Identifiquen las circunstancias en las que les gustaría educar a la familia sobre la posibilidad de una compresión de la médula espinal, así como sobre los signos y síntomas de esta condición y las formas de responder. Desarrollen un plan de atención de enfermería que seguirían en su entorno laboral si un paciente al que están cuidando pareciera tener una compresión de la médula espinal.

_____

_____

_____

_____

_____

_____

7. Anoten las intervenciones (de enfermería y médicas) que se pueden implementar ante un *estatus epilepti-cus* antes de considerar un protocolo de sedación paliativa.

_____

_____

_____

_____

_____

_____

8. Si una persona desarrolla hipercalcemia, describan cuándo sería de ayuda utilizar lo siguiente:

   a. Bifosfonatos_____

   _____

   b. Glucocorticoides_____

   _____

   c. Solución salina con o sin diuréticos_____

   _____

9. Describan el manejo médico y de enfermería adecuado para una crisis de sofocación.

_____

_____

_____

_____

_____

_____

10. En parejas, discutan cómo explicarían a la familia la aparición y cuidados de úlceras malignas.

_____

_____

_____

_____

_____

11. En parejas, practiquen y anoten cómo explicarían a la familia la diferencia entre la terapia de sedación paliativa y la eutanasia.

_____

_____

_____

_____

_____

12. En grupos pequeños, discutan algunos ejemplos de síntomas refractarios que podrían llevar al equipo a considerar ofrecer una terapia de sedación paliativa (después de realizar una valoración como se indica en las páginas 190 y 191 del libro de texto).

_____

_____

_____

_____

_____

_____

13. De acuerdo con su lugar de trabajo, región y/o institución, investiguen y anoten los pasos y documentación necesarios a seguir para implementar una terapia de sedación paliativa.

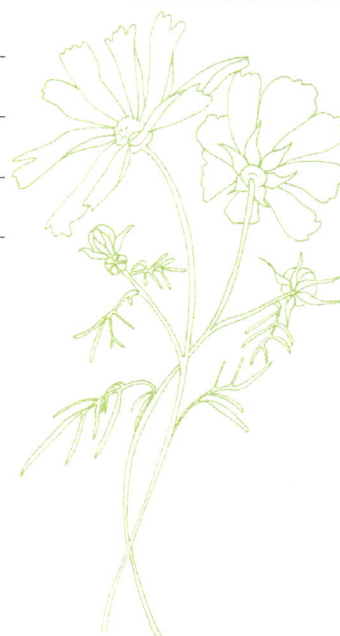

_____

_____

_____

_____

_____

_____

Brindar atención psicosocial

Sentar las bases

1. Reflexionen acerca de alguna ocasión en la que hayan recibido noticias de que un ser querido estaba gravemente enfermo o posiblemente muriendo. ¿Cómo reaccionaron? ¿Qué cosas hicieron o dijeron otras personas para tratar de ayudarlos? ¿Su apoyo resultó útil? ¿Qué tipo de apoyo no sintieron que fuera útil?

2. Reflexionen sobre la posibilidad de la muerte asistida médicamente: ¿cuál es su opinión personal al respecto? ¿Qué sentimientos o conflictos les genera? ¿Creen que en algunos casos pudiera ser una opción ética? Por qué sí o por qué no.

3. ¿Qué significa la palabra "espiritualidad" para ustedes? ¿Qué cosas han influido en la manera de cómo entienden el concepto (por ejemplo, su cultura, familia, enseñanzas religiosas, experiencias personales)?

_____

_____

_____

_____

_____

_____

_____

_____

_____

_____

_____

_____

_____

4. Si la palabra "espiritualidad" no les hace eco, describan las creencias e ideologías que les brindan fortaleza, esperanza, conexión, significado y propósito.

_____

_____

_____

_____

_____

_____

_____

_____

_____

_____

_____

5. Describan su opinión respecto a hablar con los niños acerca del proceso de morir y de la muerte. ¿Qué recuerdan acerca de las creencias y acciones de sus padres o cuidadores acerca de los niños y la muerte?

_____

_____

_____

_____

_____

_____

6. Este ejercicio está diseñado para ayudarlos a comprender la importancia de ayudar a que las personas con condiciones limitantes para la vida determinen sus prioridades y mantengan sus decisiones. Trabajen en la figura de la página siguiente.

   a. Dentro del cuadrado grande escriban todo lo que es importante en su vida (p.ej., personas, actividades, eventos, comidas).

   b. En el cuadrado mediano escriban las cosas que harían si solo les quedaran tres meses de vida.

   c. En el círculo pequeño anoten lo que harían si únicamente les quedaran tres días de vida.

   Nota: Si se sienten vulnerables y piensan que este ejercicio puede ser demasiado para ustedes, trabajen con un compañero o con el instructor para adaptar la actividad a sus necesidades. Si el ejercicio desencadena respuestas muy fuertes, consideren reportarlo a un colega o al instructor.

   Ahora piensen acerca de sus respuestas en este ejercicio y escriban sus reflexiones utilizando como guía las siguientes preguntas:

   d. ¿Cómo se sintieron mientras escribían en el cuadrado grande? ¿Y en el cuadrado mediano? ¿Y en el círculo? ¿Qué pensamientos asocian a estos sentimientos?

   _____

   _____

   _____

   _____

   e. Escriban acerca de su proceso de toma de decisiones sobre qué escribir dentro de cada figura. ¿Hubo cosas con las que cambiaron de opinión? ¿Cómo llegaron a las respuestas del círculo final?

   _____

   _____

   _____

   _____

   _____

f. ¿Cómo se sentirían si no fueran capaces de hacer lo que escribieron en el círculo?

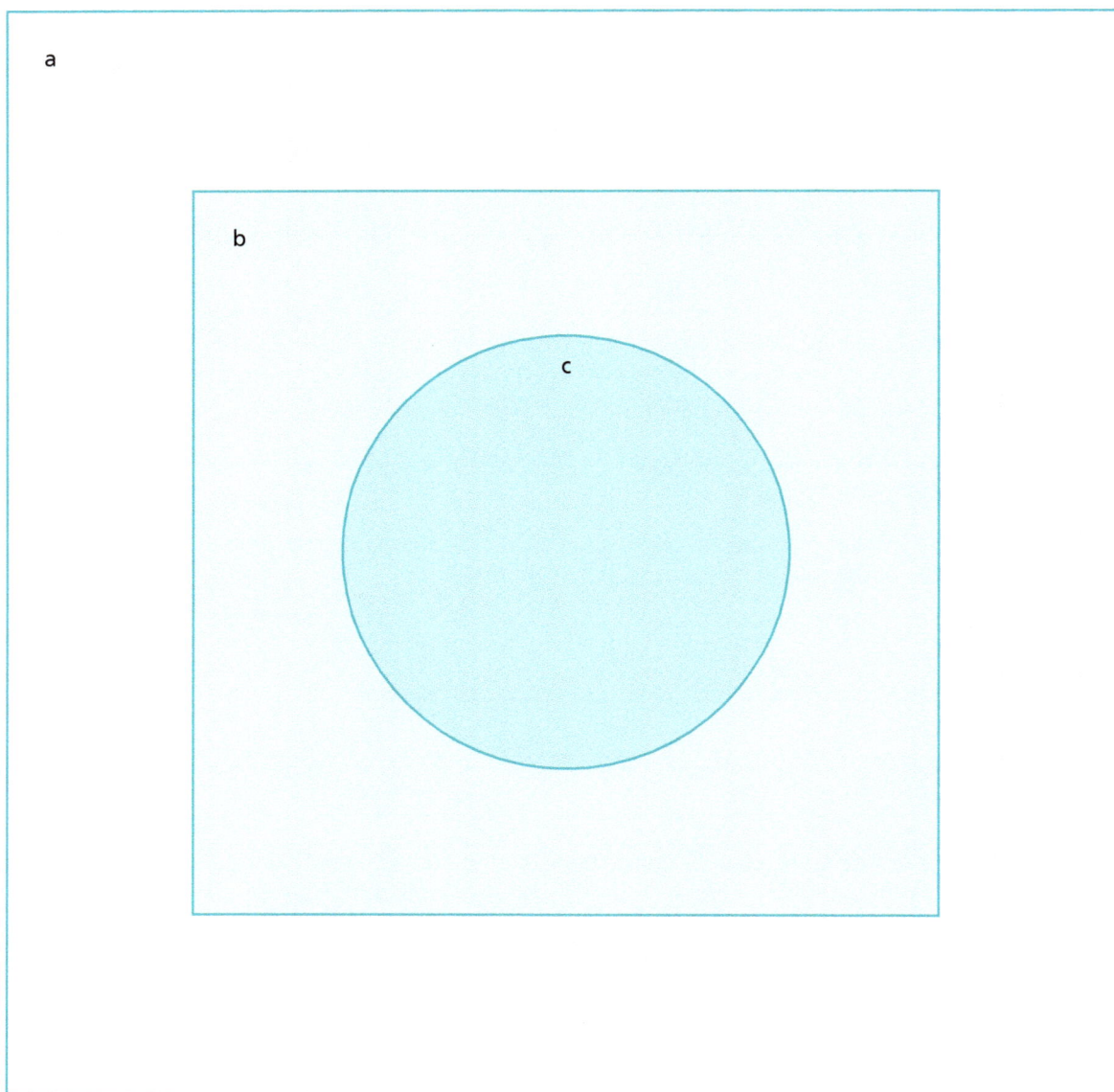

_____

_____

_____

_____

_____

_____

a

b

c

Consolidar conceptos

7. En la siguiente tabla, identifiquen los cambios psicosociales que por lo general acompañan las transiciones en la Escala de Desempeño Paliativo (PPS) que se muestran en la columna de la izquierda. En la columna de la derecha, anoten maneras en las que los profesionales de enfermería pueden brindar apoyo en cada transición.

Transición PPS	Cambios psicosociales	Apoyo que enfermería puede brindar
100–90%		
80–70%		
60–50%		
40–30%		
20–10%		
0%		

8. Expliquen por qué una persona puede experimentar multiples pérdidas cuando padece una condición limitante para la vida. ¿De qué manera la integración de un enfoque paliativo podría apoyarla de la mejor manera?

_____

_____

_____

_____

9. Definan los términos "pérdida" y "duelo". ¿De qué manera la comprensión de estos términos podría ayudar a las personas que están experimentándolos?

_____

_____

_____

_____

10. En la siguiente tabla identifiquen cinco áreas en las que el duelo afecta la vida de una persona. Incluyan ejemplos de los que se mencionan en las páginas 200 y 201 del libro de texto. Utilizando algún tipo de marcador o subrayado identifiquen aquellos ejemplos que concuerdan con tu experiencia personal.

Expresiones de duelo	Ejemplos

11. Expliquen por qué los profesionales de enfermería pueden entender mejor el duelo de una persona cuando están conscientes de lo que significa esa pérdida para la persona.

_____

_____

_____

_____

12. Definan estos términos:

a. Duelo anticipatorio

_____

_____

_____

b. Duelo desautorizado

_____

_____

_____

_____

c. Duelo complicado

_____

_____

_____

_____

13. Expliquen en qué son diferentes las formas de duelo instrumental e intuitivo.

_____

_____

_____

_____

_____

14. Completen la tabla siguiente con las estrategias de apoyo para personas en duelo descritas en las páginas 208-211 del libro de texto.

Estrategia de apoyo	Qué puede decir o hacer el profesional de enfermería

15. Definan estos términos:

a. Planificación anticipada de la atención

_____

_____

_____

b. Tomador de decisiones sustituto

_____

_____

_____

c. Conversación sobre las metas de la atención

_____

_____

_____

16. Expliquen por qué promover la autonomía a través de la planificación anticipada de la atención beneficia a la persona que está muriendo y su familia.

_____

_____

_____

_____

_____

_____

17. ¿De qué manera pueden los profesionales de enfermería apoyar a una persona en su proceso de planificación anticipada de la atención?

_____

_____

_____

_____

_____

_____

18. Caso de estudio

Organícense en grupos pequeños y discutan nuevamente el caso de Juan (página 21 de este cuaderno de trabajo). Pueden actuar las escenas de las distintas interacciones para ayudarse a ver los distintos puntos de vista.

Juan es un hombre de 73 años, diagnosticado con cáncer de pulmón hace poco más de un año. Su esposa murió hace varios años y Juan vive con la familia de su hijo en una comunidad rural. Cuando los médicos descubrieron el diagnóstico, su hijo insistió en que solo le dijeran que estaba "enfermo de los pulmones", así que Juan no sabe que tiene cáncer y que se está muriendo.

La enfermedad está progresando: Juan no tiene apetito, ha perdido 8 kg de peso en los últimos seis meses y ahora pesa 65 kg. El hijo lo trajo a Urgencias porque no está comiendo, tiene dificultad para tragar, le duele más la espalda y se queda sin aliento con cualquier actividad.

a. ¿Qué herramientas estandarizadas serían útiles para realizar una valoración minuciosa del estado de salud de Juan? ¿Cómo anticipan que sería el plan de cuidados, considerando lo que se va a necesitar en los próximos días y semanas? Representen cómo se desarrollaría la situación durante la valoración y la comunicación de los hallazgos a los miembros del equipo médico.

_____

_____

_____

_____

_____

_____

b. Necesitan tener una conversación con Juan y su hijo acerca de las metas de la atención. ¿Cómo van a proceder para determinarlas y desarrollar un plan de cuidados centrado en la persona? ¿Cómo planean abordar el respeto a la autonomía, sin dejar de considerar las normas culturales y familiares durante la conversación? ¿Está Juan lo suficientemente alerta como para participar en la conversación acerca de las metas de atención? ¿Qué tan diferente sería la situación si Juan hubiera participado en una planificación anticipada de la atención y completado un documento de Voluntad Anticipada?

_____

_____

_____

_____

_____

_____

_____

19. Hagan una lista de los principios para apoyar a un niño cuyo ser querido se está muriendo y expliquen las razones detrás de estos principios.

_____

_____

_____

_____

_____

_____

_____

_____

_____

_____

_____

20. Describan tres preocupaciones que los niños suelen tener cuando uno de sus padres está muriendo.

_____

_____

_____

_____

_____

_____

_____

_____

_____

_____

_____

_____

Poner en Práctica

21. Completen el siguiente ejercicio de pérdidas múltiples para aprender acerca de su propia manera de reaccionar ante las pérdidas.

a. Consigan seis pedazos de papel del mismo tamaño o tarjetas en blanco. Escriban en cada uno una actividad que disfruten hacer (escriban sin recargar mucho el lápiz o pluma para que no sea posible ver las palabras desde el reverso). Coloquen los papeles o tarjetas boca abajo y revuélvanlos para que no sepan cuál es cuál. Acomódenlos en una fila frente a ustedes.

b. Volteen los dos papeles del centro e imaginen que debido a problemas de salud ya no pueden hacer esas actividades. ¿Cuál fue su respuesta inmediata al hecho de que ya no tengan estas actividades como parte de su vida? ¿Qué sienten? ¿Qué piensan? Resistan la tentación de intercambiar una de las actividades que perdieron por otra diferente. Este ejercicio está diseñado para ayudarlos a imaginar las múltiples pérdidas que experimentan las personas que se encuentran al final de su vida. Escriban sus reflexiones acerca de esta actividad.

_____

_____

_____

_____

_____

c. Ahora imaginen que dos semanas después el médico les dice que ya no deben hacer otras dos de las actividades que disfrutan. ¿Cómo los hacen sentir estas nuevas pérdidas? ¿Se sienten mejor al saber que todavía quedan dos actividades?

_____

_____

_____

_____

d. Ahora imaginen que un mes después se despiertan y se dan cuenta que ya no pueden hacer las últimas dos actividades que les quedaban. ¿Qué sienten? ¿Qué quisieran hacer o decir?

_____

_____

_____

_____

e. Discutan la experiencia con un compañero.

22. Consideren las teorías de duelo y cómo ha evolucionado la idea de que es una experiencia adaptativa individual. ¿De qué manera les ayudan estas teorías a entender el duelo? ¿Cómo podría ayudar a una persona en duelo mantener vínculos contínuos con su ser querido que ha muerto?

_____

_____

_____

_____

_____

_____

_____

_____

23. Piensen acerca de cómo la negación y la esperanza pueden ayudar a las personas en duelo. ¿Cómo pueden lo profesionales de enfermería apoyar a alguien que está "en negación" o "con esperanza"?

_____

_____

_____

_____

_____

_____

_____

_____

_____

24. Caso clínico:

Soledad de 42 años de edad, enfermera, madre soltera, diagnosticada hace 5 años con esclerosis lateral amiotrófica. Actualmente con parálisis completa de las 4 extremidades, disfagia y disnea de pequeños esfuerzos; le pide a su médico de cuidados paliativos suscribir su voluntad anticipada debido a todo el sufrimiento físico y psicológico que le ha causado esta enfermedad; refiere que si puede tomar decisiones desea dejarlo por escrito y planear su cuidado llegado el momento en que tuviera que depender de un respirador artificial.

Este es un ejemplo del documento de voluntad anticipada de Soledad:

1. Mi vida se ha detenido con la enfermedad y no quiero depender de un respirador porque no podría hablar y ya es lo único que puedo hacer, no tendría sentido seguir con vida si no puedo relacionarme.

2. Quiero dejar claras las disposiciones acerca de mi cuidado: He hablado con mi medico acerca de mi tratamiento cuando ya no sea capaz de respirar por mi propio esfuerzo que me apoye para no tener la angustia del ahogo y no hacer sufrir a mi familia.

3. Qué le da sentido a mi vida: mi capacidad para relacionarme, reír, compartir y apreciar de mi familia y amigos.

4. Cómo veo a la muerte: Con esta condición, como una amiga que me liberará de mi cuerpo que no me permite moverme y me ha atrapado.

5. Qué quiero que mi familia comprenda: Que debemos aprender a disfrutar y a vivir con lo que tenemos, que con fortaleza y el amor incondicional podemos ser capaces de sonreír y sobrellevar las limitaciones que la vida nos impone.

6. A quién voy a nombrar para que sigan mis indicaciones y respeten mi decisión: Mi hermano José será quien se encargue de apoyar mi voluntad, él ha convivido conmigo en esta etapa de la enfermedad apoyándome en mi cuidado personal, hemos tenido tiempo de hablar y llorar acerca de lo que se avecina y está informado, preparado y fuerte para acompañarme en este final.

7. Cuáles son los cuidados que deseo recibir: Me han explicado en lo que consiste la sedación paliativa y opto por ello de ser necesario, no quiero sentir que me ahogo.

8. No deseo ser sometida a algunos procedimientos como: traqueostomía y depender de un ventilador que me limitaría en lo único que me queda que es el hablar y de lo que más disfruto.

9. Dónde deseo pasar los últimos días de mi vida, de ser posible en mi casa, en mi habitación.

10. Cómo quiero que me recuerden: como una persona, valiente, alegre y que pudo disfrutar de la vida con pasión.

Tomando en cuenta las políticas de su trabajo y los requisitos legales en su estado/país, respondan a las siguientes preguntas:

a. Definir:

   i. Planificación anticipada de la atención_____

_____

_____

   ii. Tomador de decisiones sustituto_____

_____

_____

b. En su estado, lugar de trabajo, ¿en dónde pueden las personas solicitar los formatos para la planificación anticipada de la atención y la asignación de un tomador de decisiones sustituto?

_____

_____

_____

_____

_____

c. ¿Qué creen que falta en este documento? ¿Tienen alguna pregunta y/o preocupación de que falta algo?

_____

_____

_____

_____

d. Teniendo en cuenta la solicitud de Soledad de no sufrir asfixia, ¿qué platicarían con el médico a medida que su condición disminuya para prevenir la disnea?

_____

_____

_____

_____

e. ¿Cuál es el deseo de Soledad respecto al manejo del dolor?

_____

_____

_____

_____

f. Soledad no menciona a sus hijos en el plan de voluntad anticipada. ¿Qué quisieran saber sobre los hijos de Soledad y qué sería apropiado preguntarle sobre ellos respecto a su plan de voluntad anticipada?

_____

_____

_____

_____

25. Organícense en grupos pequeños y discutan el papel del profesional de enfermería en las conversaciones sobre metas de atención. ¿Qué estrategias ayudan a los enfermeros en su papel?

_____

_____

_____

_____

_____

26. De acuerdo con el libro de texto, ¿qué significa "cuidado espiritual"?¿Qué piensan acerca de lo que sí hay que hacer y qué no respecto a brindar atención espiritual que aparecen en las páginas 218 y 219 del libro de texto?

_____

_____

_____

_____

_____

_____

_____

_____

27. Describan maneras de apoyar la espiritualidad de una persona mientras le brindan cuidados.

_____

_____

_____

_____

_____

_____

28. Trabajando en parejas, practiquen utilizando la herramienta FICA para aprender acerca de la fe y creencias de una persona. Al terminar el ejercicio, escriban sus reflexiones incluyendo qué tan fácil les resultó y qué tan cómodos se sintieron al preguntar y al escuchar las respuestas correspondientes.

_____

_____

_____

_____

_____

_____

_____

_____

29. En grupos pequeños o dentro del grupo completo discutan acerca de las barreras que enfrenta una persona con una condición limitante para la vida en cuanto a intimidad y sexualidad. ¿Cómo cambian sus necesidades conforme progresa la enfermedad? ¿Qué estrategias puede usar un profesional de enfermería para apoyar a la persona y sus familiares respecto a sus necesidades de intimidad?

_____

_____

_____

_____

_____

_____

30. Entre todos los miembros del grupo discutan sobre sus experiencias y hagan una "lluvia de ideas" para crear una lista de las maneras en las que los profesionales de enfermería pueden ayudar a que los miembros de la comunidad se involucren a brindar cuidados a las personas al final de la vida.

_____

_____

_____

_____

_____

31. Caso de estudio

Están trabajando con un niño de ocho años cuya madre está muriendo por cáncer de mama. El niño sabe que su mamá tiene cáncer, pero no le han dicho que se va a morir debido a eso. Los padres del niño le han pedido al equipo de enfermería información acerca de cómo hablar con el niño. ¿Cuáles son algunos de los principios que les podrían ofrecer a los miembros del equipo para que los compartan con la familia?

_____

_____

_____

_____

_____

_____

_____

Los cuidados en los últimos días y horas

7

Sentar las bases

1. Reflexionen acerca de sus sentimientos sobre cuidar de una persona en sus últimos días y horas y al momento de su muerte. Comparen esta reflexión con las ideas que identificaron en respuesta a la pregunta 4 del Capítulo 3 de este cuaderno de trabajo (página 14) acerca de trabajar con personas que están muriendo. Sus sentimientos actuales pueden ser similares a los que identificaron entonces o pueden haber cambiado. Escriban sus reacciones al respecto.

_____

_____

_____

_____

_____

_____

_____

_____

_____

_____

_____

_____

2. Escriban de manera reflexiva acerca de cómo se sienten ante la idea de cuidar del cuerpo de una persona después de que ha muerto. Si se sienten incómodos, ¿a quién podrían pedirle consejo para que los guíe y ayude a sentirse más tranquilos al respecto? ¿Podrían pedir que les dieran oportunidades en su clínica u hospital para adquirir experiencia con este tipo de cuidado?

_____

_____

_____

_____

_____

_____

_____

_____

_____

Consolidar conceptos

3. A veces las personas o sus familiares no están dispuestos a hablar acerca de la muerte. ¿Qué estrategias puede utilizar un profesional de enfermería en dicha situación para comunicar información acerca del proceso de morir y la muerte?

_____

_____

_____

_____

_____

_____

4. Expliquen por qué es importante que se cuente con apoyo contínuo, 24/7, para la familia de una persona que está muriendo. ¿Qué preguntas podrían hacer la familia?

_____

_____

_____

_____

_____

_____

_____

_____

_____

5. Definan el término "terapia de sedación paliativa" y describan en qué es diferente de la muerte médicamente asistida.

_____

_____

_____

_____

_____

_____

_____

_____

6. Utilicen la información del Capítulo 7 del libro de texto para completar la siguiente tabla.

Cambios físicos en los últimos días y horas	Apoyo para la persona que está muriendo	Apoyo para la familia
Disminución de la energía física y aumento de la somnolencia		
Ingesta reducida y dificultades para tragar		
Delirium y confusión		
Agitación e inquietud		
Falta de respuesta		
Respiración irregular		
Congestión respiratoria		
Cambios en el color y temperatura de la piel		
Otros cambios (incluyendo espasmos musculares, ojos secos, incontinencia intestinal y vesical o falta de flujo urinario)		

7. Describan maneras en las que el profesional de enfermería pueden responder de manera empática cuando una persona experimenta "regalos finales".

_____

_____

_____

_____

_____

_____

8. ¿Qué signos físicos indican que la persona ha muerto?

_____

_____

_____

_____

_____

9. Cuando una persona ha muerto y existe una Orden de No Reanimación firmada, ¿qué le corresponde hacer al profesional de enfermería?

_____

_____

_____

_____

_____

_____

10. Identifiquen tres maneras de mostrar respeto y apoyo al momento de la muerte a personas cuyas tradiciones culturales o prácticas espirituales sean distintas de las suyas.

_____

_____

_____

_____

_____

_____

Poner en práctica

11. Tomen en cuenta la lista de preguntas que suelen hacer los familiares cuando su ser querido está muriendo (página 232 en el libro de texto). Identifiquen aquellas preguntas que encuentren difíciles de contestar. Trabajen con un compañero para generar respuestas que puedan usar y les ayude a transmitir la información con mayor confianza.

_____

_____

_____

_____

_____

_____

_____

_____

_____

_____

12. Utilicen el Formato de Valoración Psicosocial que aparece en las páginas 82 a 88 del libro de texto. Junto con un compañero, practiquen actuando una escena en la que realicen las preguntas contenidas en la herramienta para familiarizarse con ellas. ¿Algunas de las preguntas les resultaron difíciles de hacer? Reflexionen y consideren si sus creencias personales podrían estar contribuyendo a esta dificultad. ¿Cómo podrían reformular sus creencias de manera que pudieran mejorar su habilidades para completar una valoración psicosocial?

_____

_____

_____

_____

_____

_____

_____

_____

_____

_____

13. La compasión es muy importante para la persona que está muriendo y su familia. ¿Por qué? ¿Cómo pueden asegurarse los profesionales de enfermería de que se estén brindando cuidados con compasión?

_____

_____

_____

_____

_____

_____

_____

_____

14. Compartan los procedimientos de cuidado del cuerpo después de la muerte, de acuerdo con las reglas de los servicios o las instituciones en donde los miembros del grupo han trabajado. Discutan las diferencias que identifiquen y permitan que los colegas que tengan dudas puedan hacer preguntas de cómo proceder en situaciones específicas. Anoten las observaciones y consensos que se generen en la discusión.

_____

_____

_____

_____

_____

_____

_____

_____

_____

_____

_____

Cuidando de ustedes

8

Sentar las bases

De la misma manera que el equipo de atención médica necesita individualizar el cuidado para cubrir las necesidades de quienes están a su cuidado, cada miembro del equipo necesita personalizar sus estrategias para cuidar de sí mismo.

1. Utilicen el espacio siguiente para hacer una lista, un mapa mental o un dibujo de las actividades que los ayudan a recargar energía y ánimo.

2. Reflexionen acerca de la expresión "autocuidado". Escriban acerca de un tema relacionado con el autocuidado. ¿Qué aprendieron? ¿A dónde los llevaron sus reflexiones?

_____

_____

_____

_____

_____

_____

_____

_____

_____

_____

_____

_____

3. Revisen la información sobre fatiga por compasión en el Capítulo 8 del libro de texto.

   a. Escriban sus reflexiones acerca de la fatiga por compasión.

_____

_____

_____

_____

_____

_____

_____

_____

_____

_____

_____

b. Revisen la tabla de las páginas 258 y 259 del libro de texto. Basándose en lo que se describe, marquen con un círculo la zona en la que se encuentran.

Verde   Amarilla   Roja

c. Respondan a las preguntas de reflexión de la zona en la que se encuentren que aparecen en la tabla.

_____

_____

_____

_____

_____

_____

_____

_____

_____

_____

_____

_____

_____

_____

_____

_____

_____

d. ¿De qué manera podrían reconocer síntomas de fatiga de compasión en sus colegas y en los cuidadores?

_____

_____

_____

e. ¿Qué piensan acerca del término "fatiga por compasión"? ¿En qué es diferente al término "desgaste"? ¿Qué término prefieren, creen que ambos se refieren a la misma experiencia?

_____

_____

_____

_____

4. El autocuidado puede integrarse dentro de su vida profesional. La siguiente historia describe una muerte difícil y la atención de seguimiento después de ella. La enfermera y el cuidador hicieron varias cosas que ayudaron a la familia y probablemente también a ellos mismos a sentirse más en paz con la muerte y satisfechos de la atención que habían brindado. Identifiquen qué acciones de la enfermera y el cuidador beneficiaron a la familia y a ellos mismos.

La muerte había sido difícil. Al final, el hombre había luchado por recuperarse y había muerto en el proceso. La familia estaba exhausta, sollozante y alterada.

A petición de los familiares, la enfermera preparó té y los llevó a sentarse en la sala. Después, la enfermera y el cuidador fueron a atender al hombre que acababa de morir. Entraron al cuarto, cerraron la puerta, respiraron hondo varias veces y abrieron la ventana para que entrara aire fresco. Encontraron uno de los discos con música que el hombre disfrutaba y lo pusieron a volumen bajo.

La enfermera empezó por preguntarle al cuidador acerca de lo que sabía del hombre que había muerto y el cuidador le contó la historia de un hombre maravilloso, su fascinante vida y lo mucho que su familia lo quería. Juntos, la enfermera y el cuidador hablaron mientras lavaban el cuerpo con gentileza, cambiaban las sábanas, sacaban la basura, limpiaban y organizaban el cuarto. Posteriormente permanecieron al lado de la cama, tomados de la mano, en un momento de silencio.

La enfermera, el cuidador y la familia cortaron algunas de las flores del jardín, que el hombre amaba, y se reunieron alrededor de la cama. En esos momentos, la familia compartió historias y recuerdos. El ritual del cuidado trajo orden después del caos y preparó un espacio para que la familia se reuniera para honrar a su ser querido.

5. ¿Cuáles estrategias de autocuidado les interesaría realizar en el futuro?

_____

_____

_____

_____

_____

_____

_____

_____

_____

_____

_____

_____

_____

_____

_____

Anexo

Respuestas al crucigrama de atención física y medidas de confort de la página 22

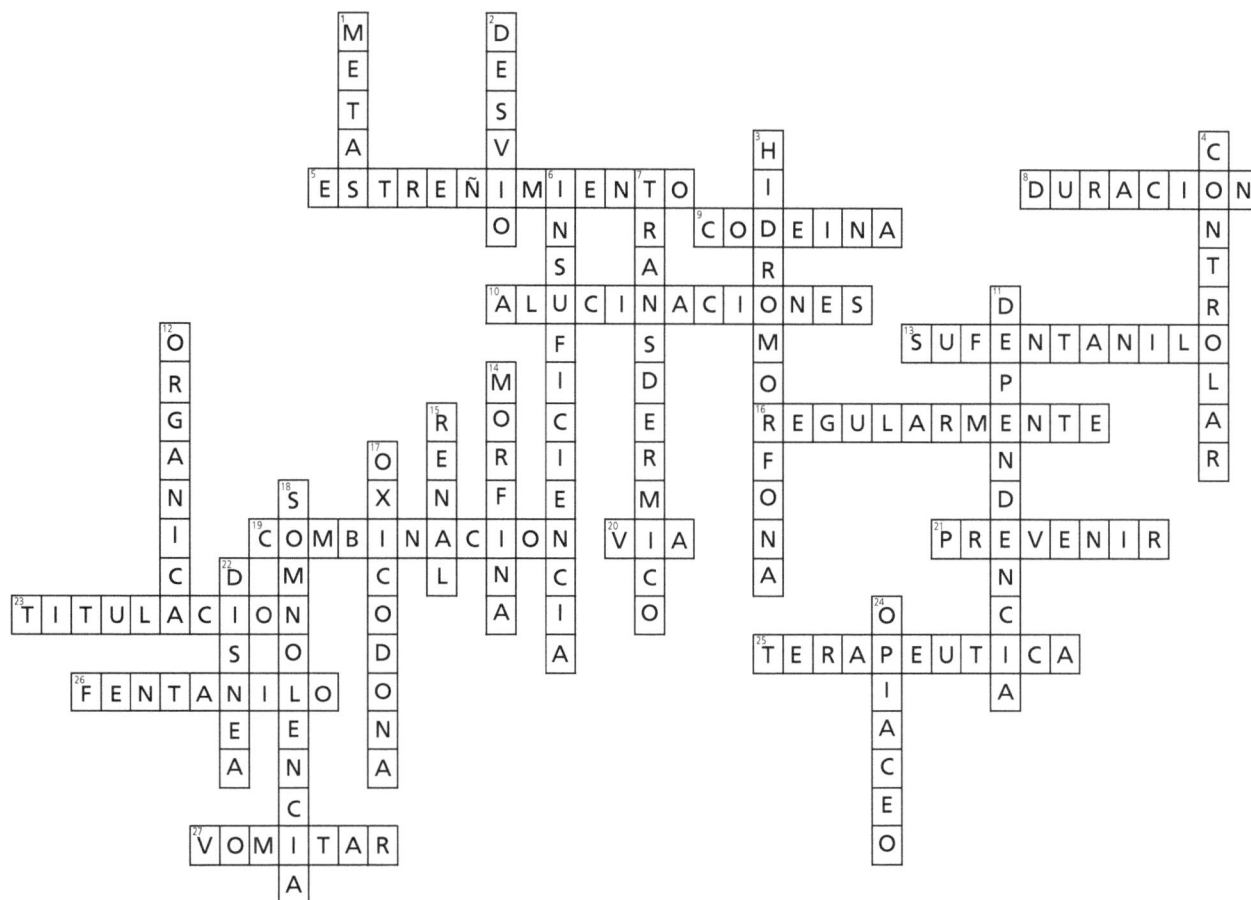

A crossword puzzle solution grid with the following filled answers:

Across:
- 5. ESTREÑIMIENTO
- 8. DURACION
- 9. CODEINA
- 10. ALUCINACIONES
- 13. SUFENTANILO
- 16. REGULARMENTE
- 19. COMBINACION
- 20. VIA
- 21. PREVENIR
- 23. TITULACION
- 25. TERAPEUTICA
- 26. FENTANILO
- 27. VOMITAR

Down:
- 1. META
- 2. DESVIOS
- 3. HIRRHOMOFONA
- 4. CONTROLAR
- 6. MIENSA
- 7. TRASDERMICA
- 11. DPENDINCA
- 12. ORGANIC
- 14. MORFE
- 15. RENCLA
- 17. OXICLDONA
- 18. SOSEA
- 22. DMONOE
- 24. OIACEO

www.ingramcontent.com/pod-product-compliance
Lightning Source LLC
Chambersburg PA
CBHW042032220326
41599CB00044BA/7233